MON CAHIER DÉTOX

ODILE CHABRILLAC

ILLUSTRATIONS ISABELLE MAROGER
ET MADEMOISELLE ÈVE

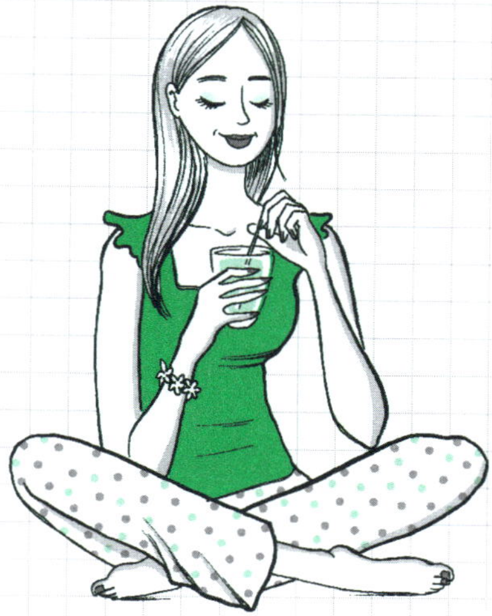

SOLAR
EDITIONS

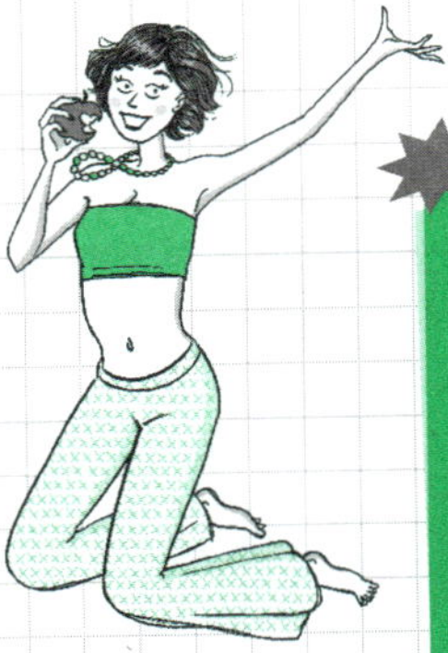

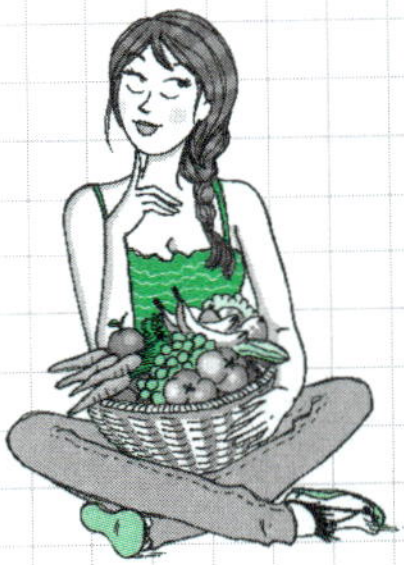

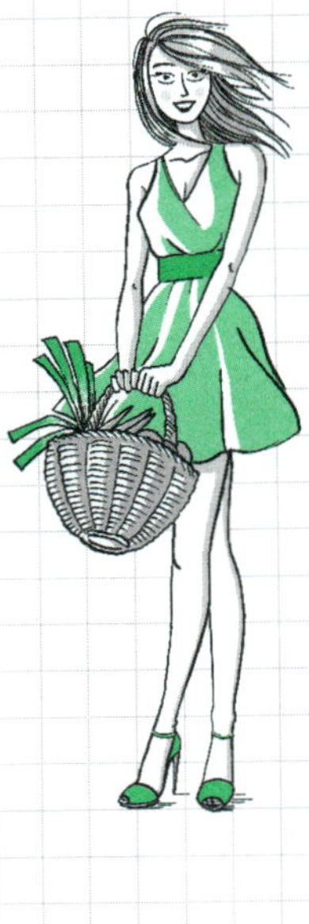

SOMMAIRE

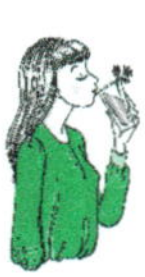

Introduction

Pourquoi se détoxifier ?

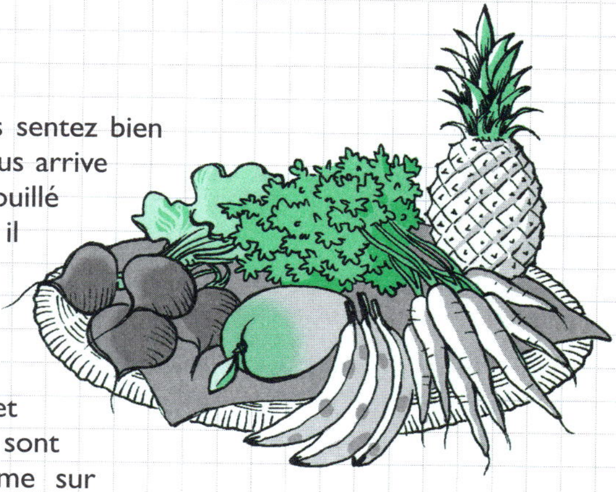

Vous êtes en bonne santé et pourtant vous sentez bien que les choses pourraient aller mieux : il vous arrive en effet d'avoir le ventre ballonné, le teint brouillé et les jambes lourdes ? Pas de panique, il s'agit le plus souvent des conséquences d'une alimentation trop riche, d'un environnement pollué et d'un mode de vie stressant. Nous perturbons souvent notre organisme par nos manques de soin et nos excès quotidiens ! Les conséquences sont alors nombreuses sur notre beauté, comme sur notre santé : fatigue, problèmes de peau, cellulite, voire même douleurs articulaires, allergies ou dépression… Heureusement, il est possible d'y remédier ! La solution : relancer la détoxification naturelle du corps, afin de retrouver enfin la forme, la légèreté, l'énergie et la fraîcheur du teint.

Il faut dire que les substances nuisibles à notre bien-être sont nombreuses : chaque jour, nous ingérons, inhalons et produisons des centaines d'entre elles. Cette intoxication vient d'abord de notre environnement, saturé de molécules chimiques qui se révèlent souvent toxiques pour notre organisme même à de faibles concentrations. Les pesticides, conservateurs, solvants, polluants, colorants, métaux lourds, médicaments nous concernent tous… Des études ont ainsi montré qu'un adulte consommait entre six et huit kilos d'additifs divers par an ! S'y ajoutent certains éléments produits par l'organisme lui-même (on parle « d'intoxination ») : déchets du métabolisme, hormones, cholestérol…, qui vont emprunter les mêmes voies d'élimination que les toxiques évoqués précédemment.

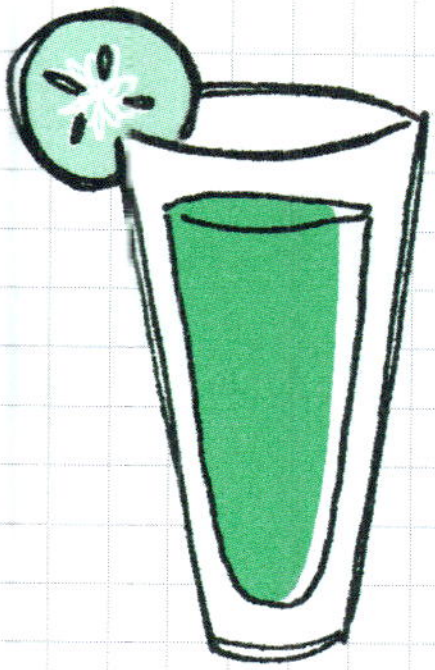

Au final, chaque jour, notre organisme doit dépenser énormément d'énergie afin de déloger ces substances nuisibles *via* le foie, les reins, les poumons, la peau… Tous ces organes servent d'émonctoires, leur principale fonction étant de nous aider à éliminer les déchets de notre corps. Le problème, c'est qu'à force d'excès, ces derniers finissent par être débordés : de nombreux résidus subsistent dans nos tissus et nous affaiblissent. Une telle overdose se solde par des maux de tête, des douleurs, un sommeil en pointillé… D'où l'intérêt de procéder à un grand nettoyage de temps en temps : c'est le principe même de la détox !

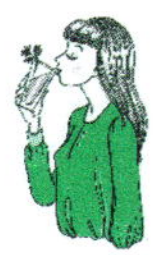

La détox, en bref…

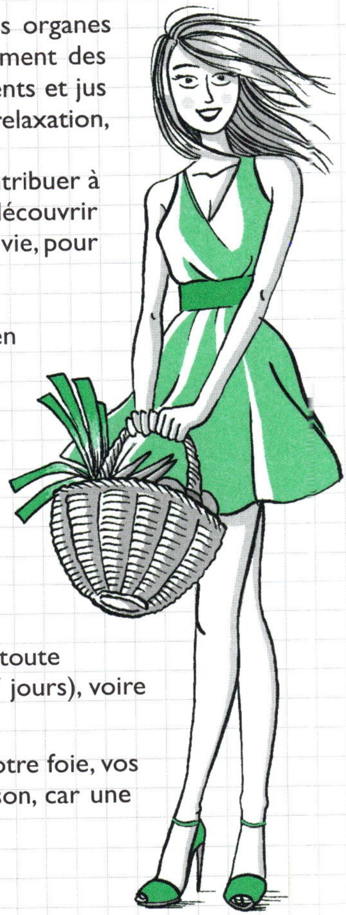

Il s'agit d'évacuer les toxines de votre corps en stimulant vos organes épurateurs, à titre préventif ou curatif. Car il existe heureusement des moyens simples, naturels et efficaces pour y parvenir : les aliments et jus détoxicants, les plantes médicinales, les massages, les bains, la relaxation, les diverses cures…
Une telle détox va soulager l'ensemble de votre organisme, contribuer à votre minceur et vous offrir un mieux-être général. Vous allez découvrir dans ce cahier détox les nouvelles attitudes à inviter dans votre vie, pour limiter l'apport de toxines, et bien sûr pour les éliminer !

- Vous apprendrez d'abord les règles d'or d'une détox réussie, en ciblant les aliments à éviter et ceux à privilégier.
- Côté nutrition toujours, vous deviendrez incollable sur l'équilibre acido-basique, l'alimentation vivante ou hypotoxique : des approches simples qui vont vous faciliter la vie et la détox !
- Côté gourmandise – parce que détox ne rime pas avec « fadeur » –, vous découvrirez de nombreuses recettes de légumes et jus ultra-vitaminés !
- En fonction de vos besoins, vous pourrez expérimenter en toute sécurité une cure détox plus ou moins longue (sur 1, 3 ou 7 jours), voire même une monodiète ou un jeûne.
- Vous apprendrez enfin à soigner votre corps, en particulier votre foie, vos intestins et vos reins… mais aussi à chouchouter votre maison, car une cure détox réussie s'inscrit dans un équilibre global de vie !

Prêt à essayer ? À votre tour de découvrir la détox attitude !

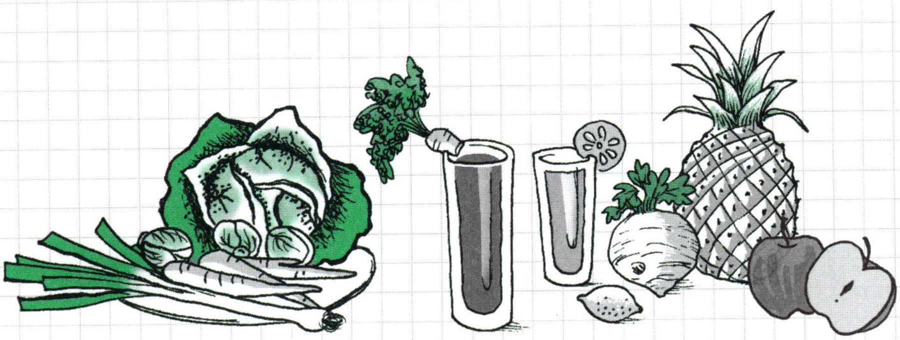

Test : Ai-je vraiment besoin d'une détox ?

Conscient des excès de votre vie, vous voulez savoir si c'est le bon moment pour vous de vous détoxifier ? Ce test va vous permettre d'évaluer votre niveau d'intoxication !

La dernière fois que vous étiez un peu pompette, c'était quand ?...

■ Hier, à l'apéro, avec deux verres de vin blanc… Heureusement qu'il y avait suffisamment de cacahuètes pour compenser !

● À la soirée déguisée de Jeanne le mois dernier : mojito à volonté !

▲ Lors du Nouvel An, il fallait bien fêter ça tout de même…

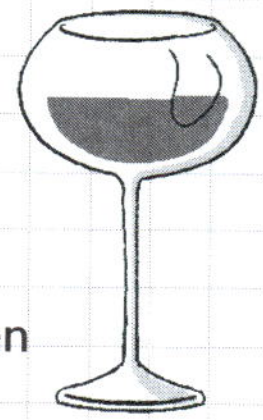

Comment aimez-vous les légumes ?...

■ De loin, dans l'assiette de mon voisin… ou alors en beignets ou en gratin.

● À la vapeur, avec de l'huile d'olive, de l'ail et des herbes… ou bien crus !

▲ Je me force à en manger une à deux fois par jour, cuits dans du bouillon, agrémentés d'une noisette de beurre.

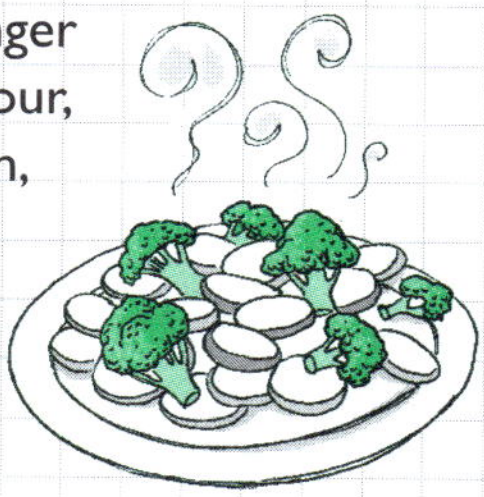

Votre activité sportive de la semaine se résume à...

■ Vous pouvez répéter la question ?

● Vingt minutes de marche quotidienne… et je ne prends pas l'ascenseur !

▲ Deux heures de gym par semaine et une grande balade en forêt le week-end.

Entre les repas, vous vous autorisez...

■ Chocolat, saucisson, fromage… J'en mange parce que j'ai faim !

● Un en-cas composé de fruits frais ou secs…

▲ Je ne mange jamais entre les repas.

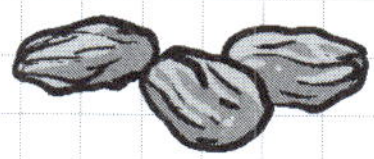

Quand vous sentez-vous à plat ?

■ Pendant la saison hivernale… dès mon réveil !

● J'ai parfois de petits coups de barre en fin de matinée ou dans l'après-midi.

▲ Après une journée à faire du shopping !

Cinq fruits et légumes recommandés par jour, ça vous inspire quoi ?

■ C'est beaucoup ! Le jus multifruits compte pour combien ?

● C'est un idéal, on ne peut pas être parfait !

▲ Moi, j'en suis à dix (au moins) !

Comment va votre peau ?

■ Difficile à gérer : brillance, boutons, parfois rougeurs…

● Fragile, en fonction des circonstances et de mes heures de sommeil.

▲ Elle est nickel ! Il faut dire que je fais ce qu'il faut pour !

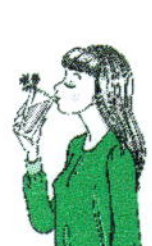

Quelle est la qualité de votre sommeil ?

■ J'ai le sommeil lourd, mais pas forcément récupérateur.

● Il m'arrive de tournicoter dans mon lit, mais en général, je dors suffisamment.

▲ Je dors plutôt bien, mais il peut m'arriver de me réveiller trop tôt en pensant déjà à tout ce que j'aurai à faire dans la journée.

Faites les comptes !

■	●	▲

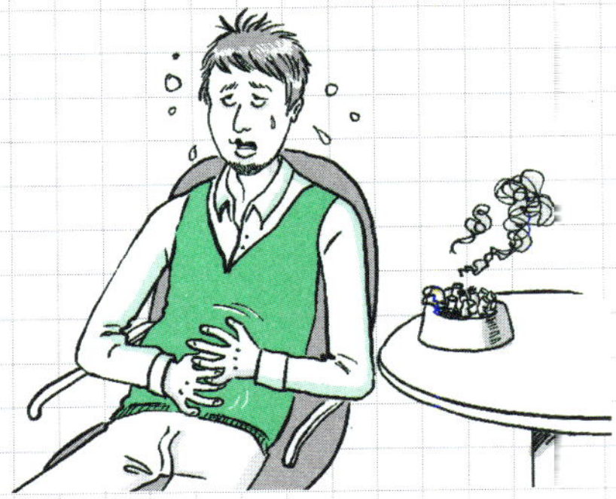

Une majorité de ■ : *Vous avez besoin d'une cure « détox dépurative en urgence » !*

Stress, cigarettes, insomnies, alcool… Vous avez décidé de n'en faire qu'à votre tête et vous cumulez les comportements néfastes à votre bien-être. Le yoga et les brocolis, on l'a compris, ce n'est vraiment pas votre truc. Pas de doute, il va falloir faire un effort et explorer le monde des légumes verts et des jus antioxydants pour en finir avec vos mauvaises habitudes. Vous aurez plein d'excellentes surprises à la clé : bonne humeur, teint de pêche, silhouette fine et légère… Foncez !

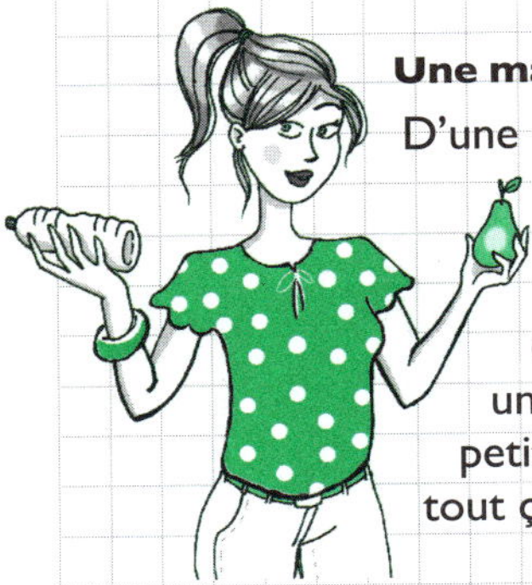

Une majorité de ● : *Une détox « fraîcheur et saisonnière » vous est conseillée !*

D'une manière générale dans votre vie, vous aimez privilégier la voie du milieu, celle de l'équilibre et de la sagesse. Du coup, les résultats peuvent être inégaux et votre forme plus ou moins bonne si vous tirez trop sur la corde. Concentrez-vous sur l'essentiel : davantage d'exercices physiques, des légumes et/ou des fruits à chaque repas, une bonne hydratation avec 1,5 litre d'eau par jour. Et en bonus, deux petites cures dépuratives à l'automne et au printemps pour optimiser tout ça… Vous allez y gagner !

Une majorité de ▲ : *Et si vous faisiez une détox gourmande « en douceur » ?*

Votre hygiène de vie est votre priorité, au point que certains peuvent parfois trouver que vous exagérez. Bravo ! Faites simplement attention à ne pas être trop drastique, car vous pouvez faire certaines erreurs et les répéter par conviction. Dans le domaine du bien-être également, le mieux est l'ennemi du bien. Notez également qu'il n'est pas interdit de se faire plaisir et de prendre soin de soi. Au contraire, cela participe également à la joie de vivre ! C'est d'ailleurs le « + » des cures que nous vous proposons : allier plaisir et vitalité !

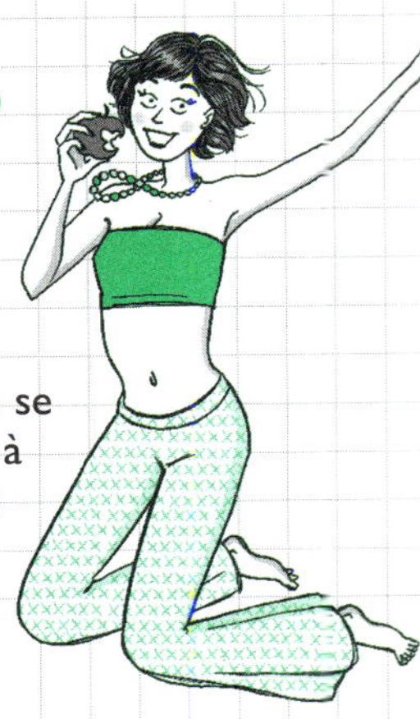

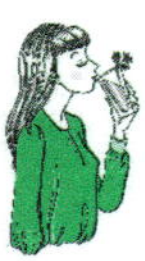

Chapitre 1

Les étapes-clés d'une détox réussie

Détox, mode d'emploi

Depuis longtemps, la sagesse populaire a compris la nécessité d'un nettoyage intérieur régulier afin d'entretenir sa santé et de redonner de l'énergie à son corps. Il en est resté, pour certains, l'habitude printanière de faire un régime ou une cure verte, ou encore de boire des tisanes pour éliminer les déchets accumulés pendant l'hiver. Un tel nettoyage permet également de prendre conscience de ses excès alimentaires et de ses mauvaises habitudes, mais aussi de constater l'impact sournois du stress sur notre santé, et de la paresse des organes d'élimination, peu ou mal sollicités. Et même si une cure détox n'est pas un régime minceur, elle permet de retrouver la ligne sans même y penser (ni compter les calories)…

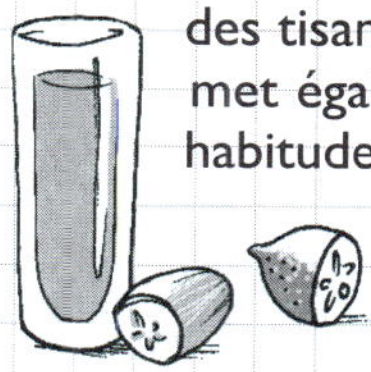

- **Pour commencer une cure détox**, il importe avant tout de **respecter un premier temps**, où vous chercherez à alléger certains apports, en portant une plus grande attention aux repas, ainsi qu'aux associations des aliments entre eux. Puis vous pourrez encore aller plus loin avec des cures de fruits ou de légumes, des monodiètes saisonnières, voire même un jeûne…
- **Le second temps, plus physiologique**, est consacré aux soins corporels. Vous allez choyer les organes purificateurs de votre corps, les fameux émonctoires (foie, intestins, peau…), qui seront sollicités par des moyens simples et naturels : cures hydriques, sudation, plantes dépuratives…
- **Enfin, le troisième temps est psychologique**, misant sur la détente et la relaxation, afin de créer une sorte de « détox psychique » dans un environnement également assaini.

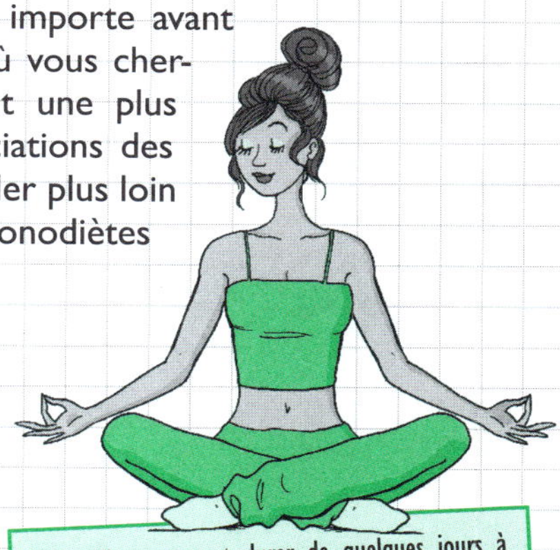

Une telle cure peut durer de quelques jours à quelques semaines, mais rarement plus, car le corps pourrait s'épuiser et se carencer dangereusement. Pas question pour autant de frustration ni de privation ! Il s'agit au contraire de se faire du bien ! Comment ? En misant sur des solutions agréables : des jus et des repas savoureux, des massages voluptueux…

Les 10 commandements d'une bonne détox

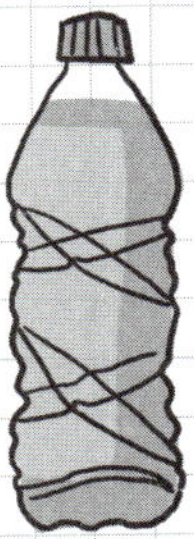

1. Prenez de l'avance

Côté assiette, avant même le grand saut dans une cure, vous limiterez d'abord la consommation de produits laitiers, d'aliments industriels, de viande rouge, de café, d'alcool et de sucres… Bref, vous l'avez compris, ça va bouger dans votre assiette !
Votre meilleure alliée : l'eau pure. Buvez-en beaucoup, la moins minéralisée possible, afin de commencer à drainer en profondeur les toxines circulantes.

2. Passez au vert

Les légumes sont les stars de la détox ! Faites le plein de légumes verts, les plus diurétiques, drainants et digestes de tous les aliments (voir p. 24)… Très pauvres en calories, ils occupent un volume important dans l'estomac, donc calment la sensation de faim.

Choisissez des fruits et légumes bien frais, bio de préférence ou surgelés. Dans ce dernier cas, il faudra impérativement les cuire en douceur, sans les décongeler au préalable, pour limiter la perte de vitamines.

3. Faites des végétaux les rois de vos repas

Composez vos menus autour d'un plat principal de légumes. Le bon repère ? Il faut compter 50 % de végétaux à chaque repas (soupe, salade, légumes crus ou cuits, fruits), sans parler des monodiètes et autres cures de jus.

Au printemps, par exemple, profitez des petits pois, des fèves, des jeunes pousses vertes, des épinards, de la rhubarbe et des artichauts !

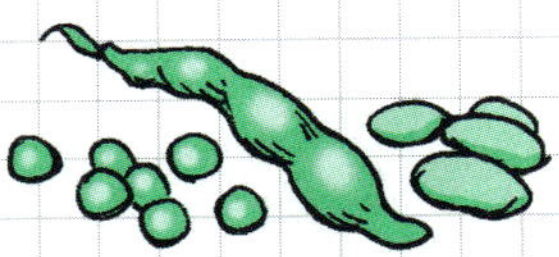

4. Donnez la priorité aux primeurs

Ce sont dans les produits frais que se trouvent les vitamines, les oligoéléments et les enzymes… Renouez donc avec le plaisir de consommer des primeurs ! Pour en bénéficier pleinement, mettez du cru et du cuit à chaque menu, et adoptez les cuissons douces afin de ménager la qualité de leurs nutriments.

5. Choisissez un menu complet

Évitez surtout les aliments industriels dénaturés car ultra-raffinés, responsables d'acidification et d'inflammation de l'organisme. Remplacez le pain blanc par du pain complet bio ou du pain bis ; préférez les pâtes et le riz semi-complets ou complets. Enfin, oubliez le sucre blanc au profit du sucre de canne intégral, du miel ou du sirop d'agave.

6. Mastiquez !

En macrobiotique, on dit qu'il faut boire ce que l'on mange et manger ce que l'on boit ! Mastiquer chaque aliment est sans aucun doute une garantie de santé : la digestion est optimisée, les aliments mieux assimilés, ce qui fait qu'*in fine* on mange plus raisonnablement, car les besoins de l'organisme sont respectés…

7. Retenez l'adage : « Qui dort dîne ! »

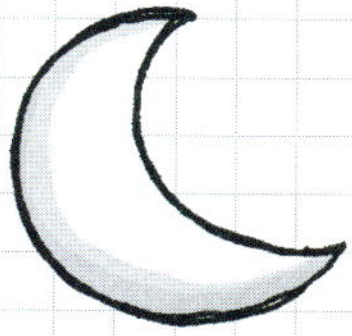

Ne mangez pas après 19 h 30 ! Ainsi le système digestif bénéficie de douze heures de repos : or, c'est pendant la nuit que la détoxification opère au maximum, notre organisme lançant à ce moment-là un grand chantier de nettoyage ! Entamer un programme détox sans dormir suffisamment serait absurde, d'autant que le sommeil est également fondamental pour la régénération hépatique. À bon entendeur !

8. Profitez d'un sommeil réparateur

Et si vous vous couchiez avant 22 h 30, en prenant soin de vaporiser une brume d'huiles essentielles pour purifier l'atmosphère ? Pour vous endormir, oubliez les séries TV et redécouvrez les vertus d'un bon roman !

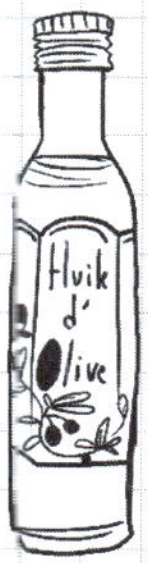

9. Pratiquez les bains de bouche à l'huile

Le matin au réveil, osez le bain de bouche à l'huile ! Il s'agit de garder longtemps en bouche une bonne cuillerée à soupe d'une huile vierge de première pression à froid (sésame, noix, olive ou chanvre…), sans l'avaler. Faites circuler l'huile dans la bouche pendant trois minutes (comme si vous la mâchiez), puis recrachez ! Vous pouvez ensuite frotter votre langue avec une cuillère à café à l'envers ou un râpe-langue afin d'ôter l'enduit blanchâtre qui se trouve dessus, plein de toxines et de bactéries à éliminer sans ménagement… Puis rincez-vous la bouche.

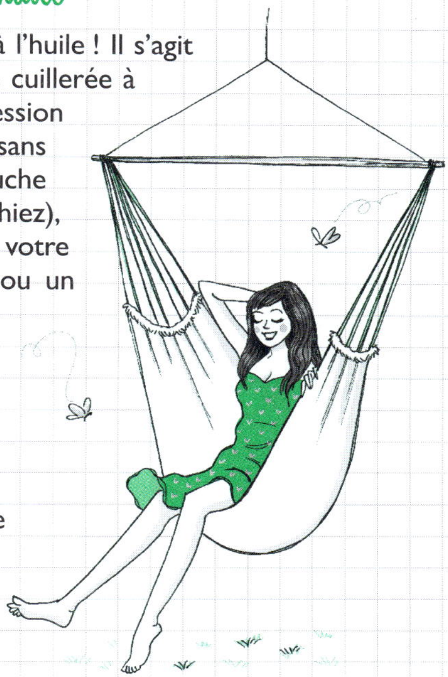

10. Et enfin… détendez-vous !

Marchez dans la nature, et prenez du temps rien que pour vous. Si vous tentiez aussi cinq minutes de méditation chaque matin afin d'oublier tous vos soucis et vous ressourcer ? Oui, pas de doute, c'est le moment de vous chouchouter !

Les meilleures saisons pour une détox

Les cures détox durent d'une journée à quelques semaines, tout au long de l'année. Vous pouvez faire la vôtre au moment qui vous convient le mieux, même si les changements de saison sont traditionnellement considérés comme les plus favorables, printemps et automne en particulier.

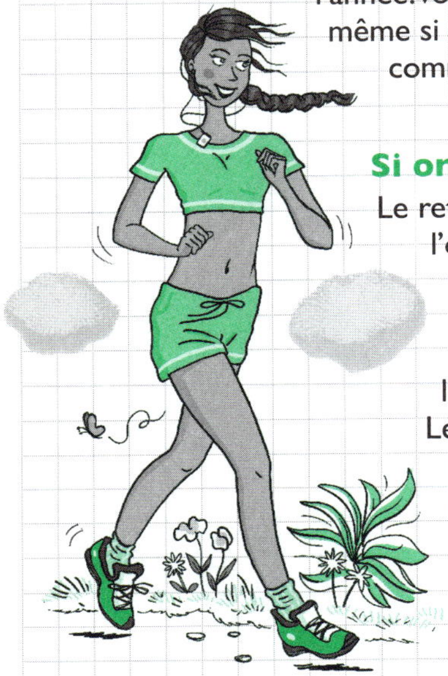

Si on profitait de l'arrivée du printemps ?

Le retour des beaux jours est un symbole de renouveau. Tandis que l'on commence un grand ménage à la maison, on peut essayer d'en faire de même pour son corps ! D'autant que c'est le moment où les jardins potagers regorgent de légumes fraîcheur, aux vertus remarquables pour une détox profonde de l'organisme.

Les cures de printemps ont existé de tout temps. Traditionnellement, on faisait une cure d'ortie durant cette période, à la fois pour éliminer les toxines accumulées pendant l'hiver et pour reprendre des forces. Cela consiste à boire 3 ou 4 tasses d'infusion d'ortie tous les jours pendant 3 ou 4 semaines. Mais il est aussi tout à fait possible (et utile) de se détoxifier après les fêtes de fin d'année, ou encore après l'été.

Comment concilier cure détox et vie au bureau ?

Veillez à programmer votre cure détox à un moment calme de votre vie professionnelle, afin de pouvoir vous concentrer sur vous-même sans être sollicité en permanence à l'extérieur. Essayez donc de lever le pied, l'idéal étant de renoncer, au moins pour quelque temps, aux activités trop coûteuses en énergie. Ne prévoyez pas non plus de déjeuners d'affaires pléthoriques ! Au contraire, essayez d'apporter avec vous vos repas prêts dans une lunchbox, afin qu'ils soient aussi adaptés que possible à la cure détox que vous aurez choisie. Mais cela ne s'arrête pas là : vous tenterez d'éliminer autant que possible tout ce qui vous encombre, même mentalement. Attaquez-vous à la tâche qui vous pèse le plus : une fois que ce sera chose faite, vous aurez l'impression d'être libéré d'un poids énorme ! Mettez de l'ordre sur votre bureau, n'en faites pas plus que vous ne pouvez… bref, dites « non » lorsque cela vous semble juste, ce qui permettra de réduire considérablement votre niveau de tension…

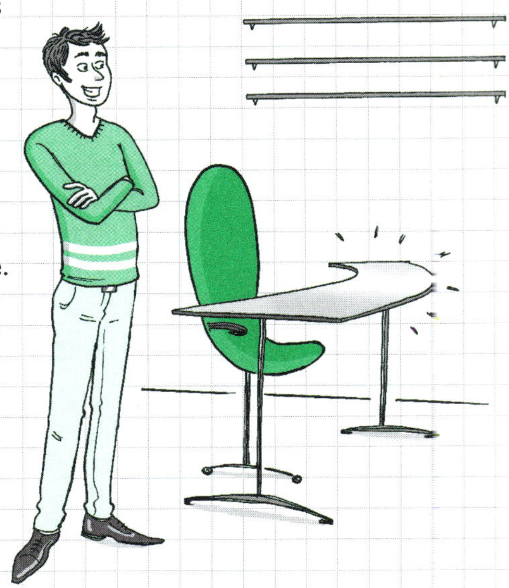

Est-il judicieux de faire une détox afin de rentrer dans son maillot de bain avant l'été ?

Pourquoi pas ? Si une cure détox n'est pas un régime minceur, elle permet à l'organisme de trouver (ou de retrouver) son poids de santé. Si celui-ci ne correspond pas aux critères de minceur parfois excessifs que l'on peut rencontrer de nos jours, il va néanmoins vous faire gagner en légèreté. En outre, un régime détox permet d'avoir une action sur la cellulite et la peau d'orange, en favorisant la circulation sanguine et l'élimination des déchets justement stockés dans les adipocytes (les cellules qui composent la cellulite). N'attendez pas de miracle, mais nul doute qu'à force d'efforts, vous serez surpris des résultats obtenus…

Connaissez-vous la cinquième saison ?

On parle à son sujet d'été indien… Les Chinois évoquent, eux, la cinquième saison, juste à la fin de l'été, avant l'automne. Elle constitue le second moment privilégié de l'année (avec le printemps) pour commencer une cure détox. C'est par exemple durant cette période que l'on pratique la fameuse cure de raisin (voir p. 54).

Quelle saison me convient le mieux ?

Selon votre profil et vos besoins (voir le test p. 5), entre une détox en urgence, des conseils plus équilibrés, ou une cure tout en douceur, vous choisirez différemment votre tempo…

Type de détox	La bonne saison	Ma cure prioritaire
Ex. : Détox dépurative en urgence	*Maintenant*	*Cure de 3 jours tous les trimestres*
Ma cure :	*À faire quand ? ....*	
Détox fraîcheur et saisonnière	*Le printemps et l'automne*	*Cure de 7 jours 2 fois par an*
Ma cure :	*À faire quand ? ....*	
Détox en douceur	*Le printemps*	*Cure de 1 jour 1 fois par mois*
Ma cure :	*À faire quand ? ....*	

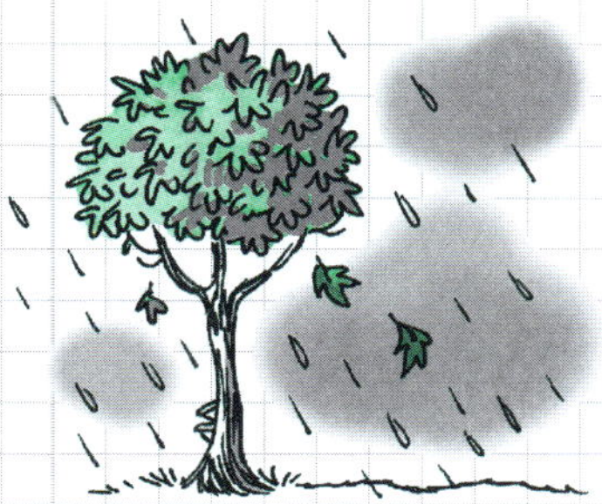
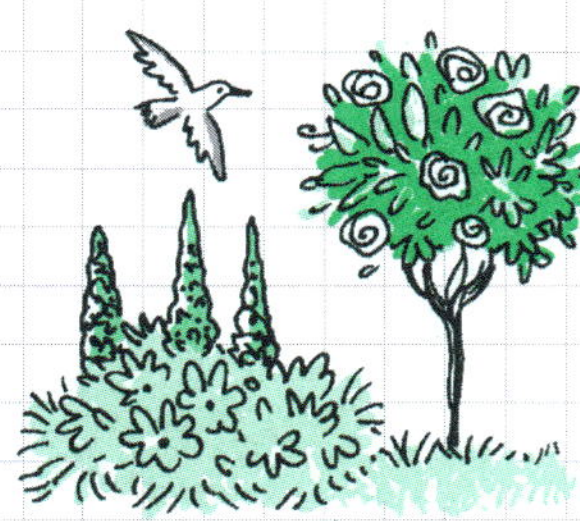
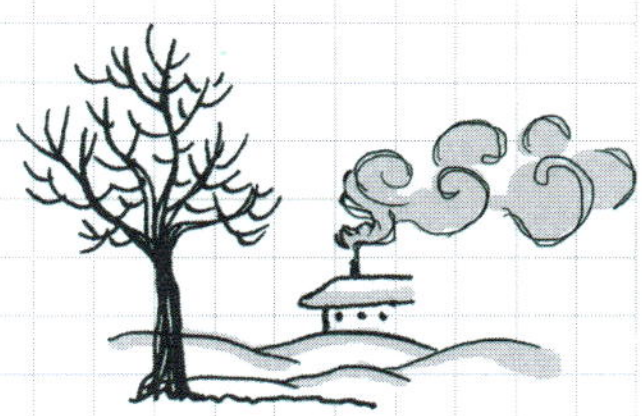

L'alimentation « hypotoxique », quèsaco ?

À quoi bon se détoxifier si l'on continue de se goinfrer de chocolat et de bonbons ? D'où l'importance d'être vigilant à ses apports alimentaires dès que l'on souhaite expérimenter la « détox attitude ». L'alimentation hypotoxique est celle qui générera le minimum de toxines dans le corps : il s'agit donc à la fois d'écarter les aliments susceptibles de l'encrasser, et de favoriser ceux qui sont bénéfiques à la santé. **On parle à ce sujet de la règle des « 3 V ».**

V comme végétal

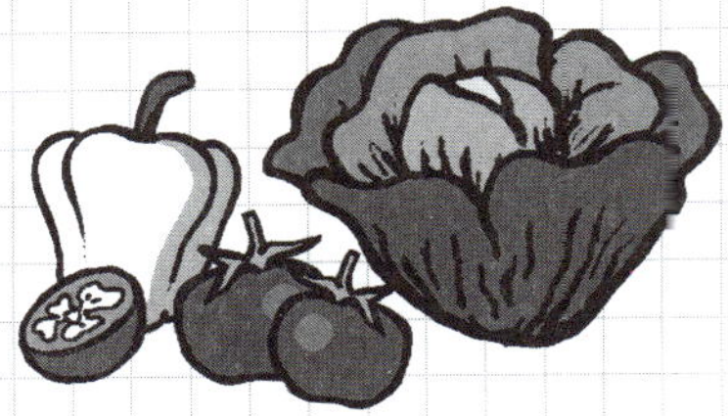

La consommation de fruits et de légumes frais (bio si possible) va représenter au minimum la moitié de votre assiette !

V comme vivant

Pendant une vraie détox, on consomme des aliments frais, de saison, dans l'idéal issus de l'agriculture biologique, crus ou cuits. On utilise des méthodes de cuisson qui préservent au maximum les vertus nutritionnelles des aliments. Les aliments crus sont parfaits au début des repas, car leur apport enzymatique facilite la digestion du bol alimentaire.

Pour profiter de leur fraîcheur, mieux vaut éviter de conserver les produits alimentaires longtemps après les avoir achetés.

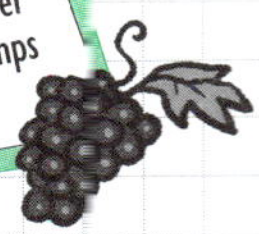

V comme varié

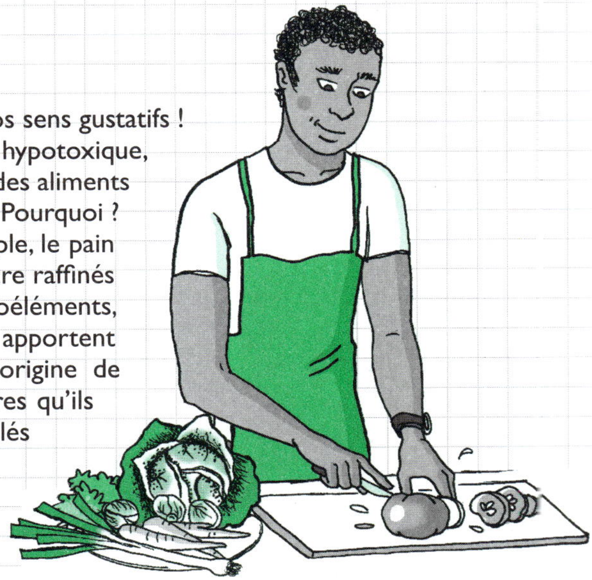

Mangez de tout avec plaisir et surprenez vos sens gustatifs ! Dans le cadre d'une alimentation saine et hypotoxique, vous éviterez par exemple de consommer des aliments raffinés ou transformés chimiquement. Pourquoi ? Parce que les céréales raffinées (par exemple, le pain ou le riz blanc), tout comme le sel et le sucre raffinés ont perdu l'essentiel de leurs précieux oligoéléments, minéraux, fibres, vitamines et enzymes. Ils apportent des « calories vides » et sont donc à l'origine de carences de l'organisme. En outre, les sucres qu'ils contiennent sont beaucoup plus vite assimilés par le corps, ce qui donne envie de manger beaucoup plus souvent (on entre dans un cercle vicieux d'hyperglycémie-hypoglycémie néfaste pour le pancréas

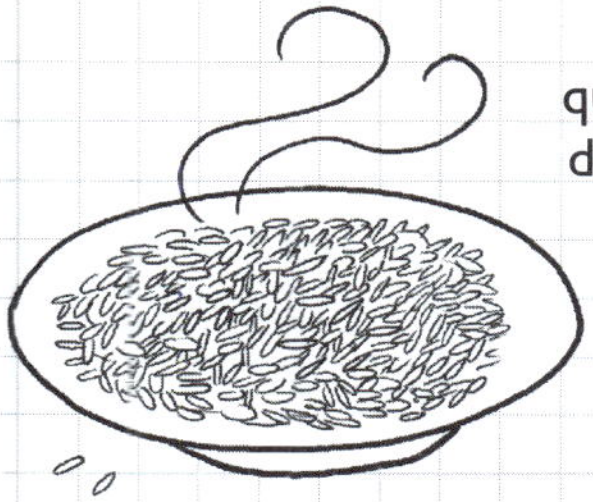

qui favorise à terme l'apparition du diabète). Vous remplacerez ces aliments par leurs homologues complets, à mesure que votre goût et votre système digestifs se réhabitueront à ces saveurs et textures plus originelles. N'hésitez donc pas à faire preuve d'audace : orge, quinoa, amarante, sarrasin… remplaceront sainement l'excès de produits issus du blé qui monopolisent nos assiettes. Et vous ferez preuve de la même inventivité côté protéines, en remplaçant la viande par des protéines végétales, comme du tofu (issu du soja) ou des associations de céréales et de légumineuses (en mangeant en même temps de la semoule et des pois chiches par exemple, on obtient une protéine de qualité parfaite…). D'autant que dans une alimentation hypotoxique, l'idéal serait de bénéficier de 80 % environ de protéines végétales et de 20 % de protéines animales…

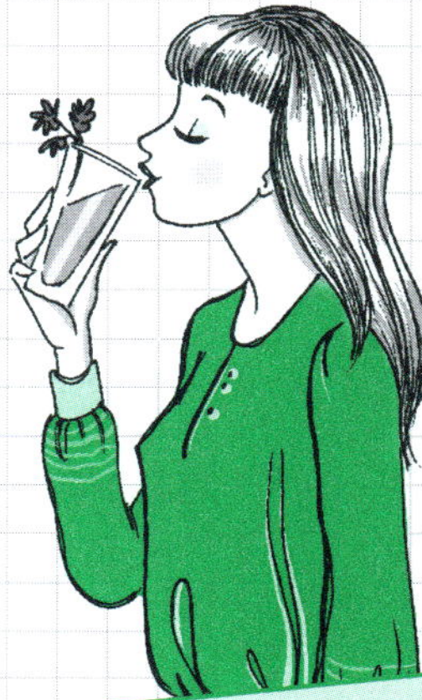

Enfin, c'est aussi le moment de **manger en quantité limitée**, afin de soulager le système digestif dans son ensemble. Évitez de vous resservir à table, par exemple, et diminuez si nécessaire votre comsommation de vin ou de pain de 30 à 50 %.

Et si j'ai une intolérance alimentaire ?

Si vous n'arrivez pas à perdre de poids ou avez des spasmes et le ventre régulièrement ballonné, les intolérances alimentaires en sont peut-être la cause. Celles-ci surviennent lorsque l'organisme n'arrive plus à digérer correctement un aliment, ce qui entraîne une inflammation intestinale.

Les deux intolérances les plus répandues sont liées au **blé** et aux **produits laitiers**, mais ce sont loin d'être les seules. Ne désespérez pourtant pas si vous souffrez d'une intolérance alimentaire : contrairement aux idées reçues, la consommation de l'aliment responsable ne vous est pas interdite à jamais. En général, on évite de consommer l'aliment en question durant quelques mois, puis on le réintroduit doucement (sauf pour les enfants, chez qui la réintroduction d'un aliment « sensible » doit être faite sous contrôle médical). Bien sûr, il peut arriver que l'intolérance soit irréversible (maladie cœliaque), mais il s'agit de cas relativement rares…

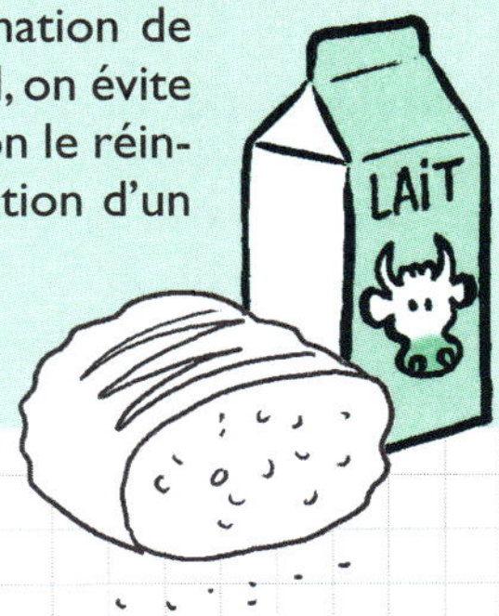

À la conquête de mon équilibre acido-basique

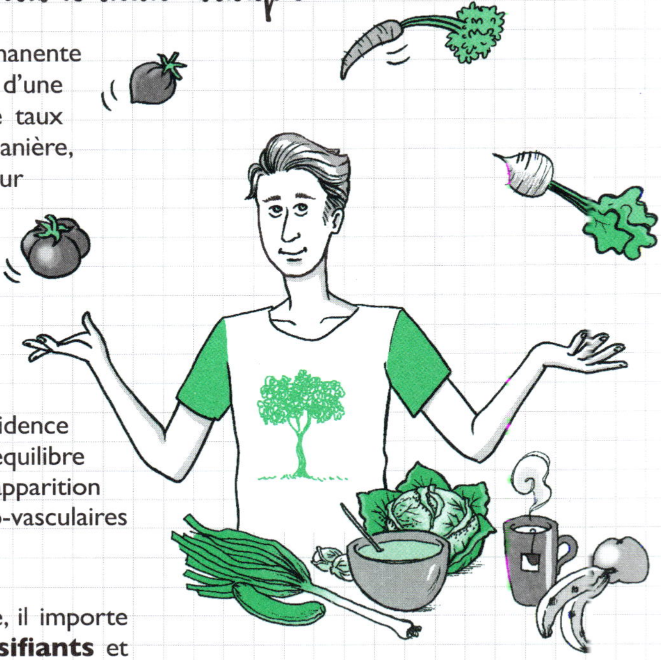

Notre organisme est en quête permanente d'équilibre, qu'il s'agisse de bénéficier d'une température constante ou d'un même taux de sucre dans le sang. De la même manière, notre corps œuvre en permanence pour maintenir chacune de ses cellules à son pH idéal (celui-ci constitue la mesure de l'acidité). Car l'excès d'acide attaque les cellules comme le vinaigre dissout le calcaire ! L'acidité participe à une déminéralisation et à une inflammation progressive de l'organisme, qui peuvent avoir une incidence directe sur la vitalité, le sommeil et l'équilibre nerveux. L'acidité peut même favoriser l'apparition de troubles graves : des maladies cardio-vasculaires à certains cancers.

✔ Pour retrouver votre « base » idéale, il importe de **privilégier les aliments basifiants** et de ne pas abuser de ceux qui sont acidifiants. Mais il y a un piège : ce n'est pas parce qu'un aliment n'a pas un goût « acide » qu'il n'est pas acidifiant pour l'organisme !

✔ Si l'on a raison de faire attention aux agrumes, tomates (cuites en particulier), oseille et autre rhubarbe, il est encore plus important d'**être vigilant sur la consommation des protéines** (viandes, poissons, œufs, produits laitiers) **et des glucides** (céréales et légumineuses), dont le processus de digestion produit de nombreux acides. La solution ? Accompagnez-les systématiquement d'une généreuse portion de légumes : ces derniers restent, à quelques exceptions près, très basifiants.

✔ **Privilégiez donc au quotidien beaucoup de crudités, de verdure, de jus de légumes** et de graines germées. Enfin, pour équilibrer le tout, ne passez pas une semaine sans manger des bananes, amandes, dattes, pommes de terre (ou patates douces), avocats, fromages frais, laits végétaux (d'avoine, d'amandes ou de riz…).

Astuce digestion
Faites tremper dans l'eau pendant 12 heures les amandes, noisettes et noix que vous consommerez, après en avoir retiré la peau : cette réhydratation relance en leur sein certains processus enzymatiques qui favorisent la digestion…

✔ **Adoptez aussi de bonnes attitudes pour votre hygiène de vie :** oxygénez-vous, bougez… Et surtout, évitez l'excès de stress qui reste, avec la pollution, la principale source d'acidification.

Black-liste des aliments à éviter pendant une détox

Si tous ces aliments ne sont pas interdits durant une détox, l'idéal serait néanmoins de les oublier pendant quelque temps… À vos listes !

Stop !

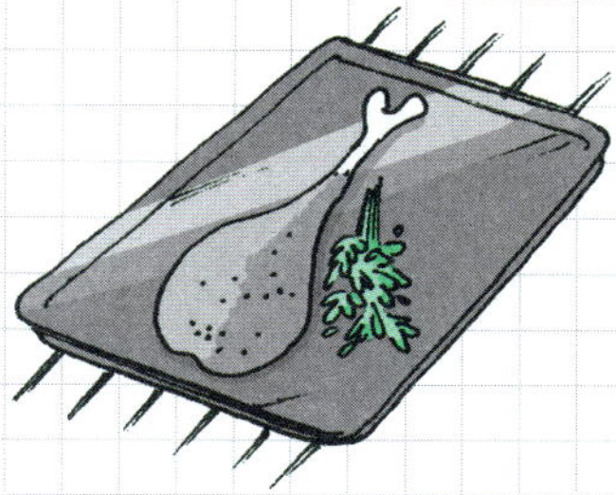

La viande rouge, le porc, les abats et la charcuterie

Il faut nous faire une raison, nous ressemblons bien davantage à un grand singe, génétiquement notre cousin, qu'à un tigre ou un chacal ! Par exemple, notre intestin est près de trois fois plus long que celui d'un grand carnivore.

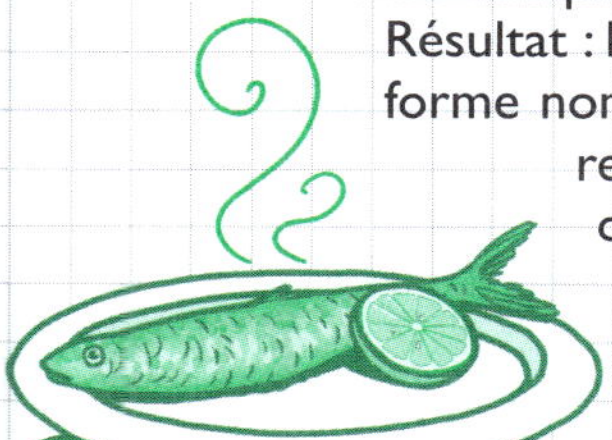

Résultat : lorsque nous consommons trop de viande (rouge en particulier), il s'y forme nombre de gaz malodorants, témoins de notre difficulté à la digérer. Le rein humain ne possède pas non plus certaines enzymes (uréase, uricase) en proportion comparable : nous en avons 2 % seulement contre 100 % pour un carnivore. Or ces enzymes aident à éliminer les acides engendrés par une consommation carnée importante.
Mieux vaut donc limiter sa consommation de viandes et de charcuterie, et privilégier le poisson !

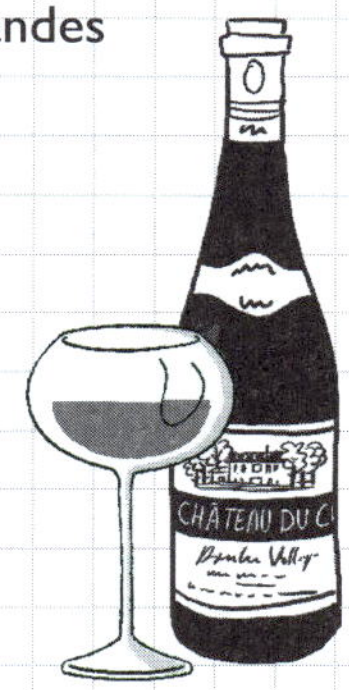

L'alcool

C'est un oxydant majeur qui accélère impitoyablement les phénomènes de vieillissement. La consommation d'alcool a un impact négatif sur la digestion de nombreuses molécules, que ce soit celles du chocolat ou de certains médicaments ! Et ce n'est pas tout : elle empêche également une oxygénation correcte du sang et des tissus, est un immunodépresseur et favorise une fuite importante de vitamines. Si un bon verre de vin a sa place lors d'un repas de fête, l'alcool est à supprimer lors d'une cure détox !

Le sucre blanc

Néfaste pour notre flore intestinale et notre système immunitaire, le sucre blanc ou roux (celui-ci est le plus souvent une coloration au caramel de sucre blanc cristallisé) surmène insidieusement les dents, le pancréas, le foie et les surrénales. Ses « calories vides » sont aussi acidifiantes pour notre organisme.

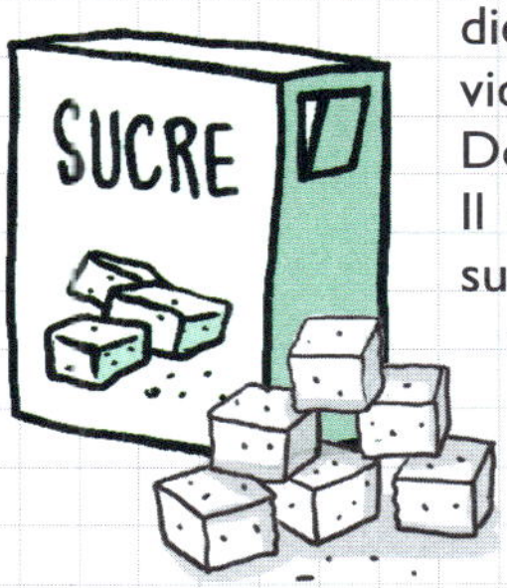

Doit-on pour autant se priver de toute douceur au cours de nos repas ? Il est heureusement possible de remplacer le sucre blanc par du bon sucre (oui, ça existe !) : le miel, le sirop d'orge, de dattes ou d'agave, les raisins secs, voire le sucre intégral de canne, à la fois riche en minéraux et agréablement parfumé, enchanteront les gourmands.

Les acides gras saturés

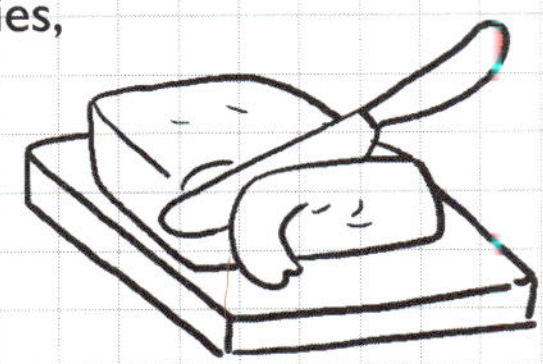

Issus presque essentiellement du règne animal (viandes, charcuteries, beurre, fromages), les acides gras saturés sont à l'origine de pathologies cardio-vasculaires graves. Vous les mettrez donc sans regret de côté ! Exit également l'huile de paraffine qui freine dangereusement l'assimilation d'acides aminés (à cause du film gras isolant qu'elle colle aux muqueuses intestinales), et qui élimine les bonnes vitamines liposolubles (A, D, K…) de l'organisme.

Je me calme sur…

Les graisses

Même de qualité, les graisses sollicitent notre foie de manière importante : attention donc aux huiles, à la graisse d'oie ou de canard, aux oléagineux, au chocolat… Autant d'aliments sur lesquels il sera bon de mettre la pédale douce pendant un temps.

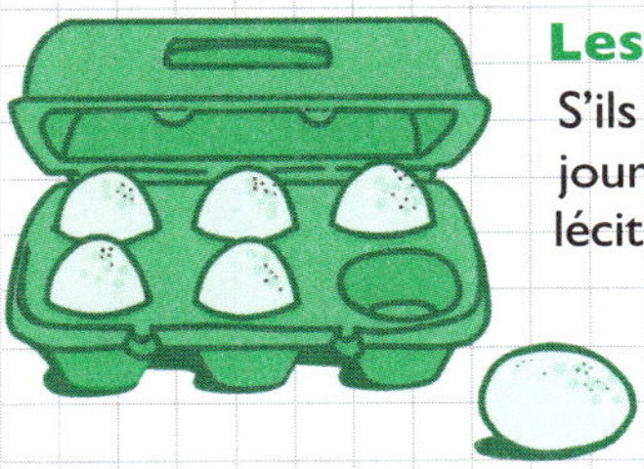

Les œufs

S'ils contiennent en moyenne 220 à 400 mg de cholestérol (un apport journalier de 500 mg est correct), ils apportent également 1 ou 2 g de lécithine par jour, qui favorise son métabolisme : les œufs contiennent donc la substance nécessaire à la gestion du cholestérol qu'ils apportent… Ils sont aussi chargés en soufre, très utile à la fonction hépatique. Vous pouvez sans souci consommer 3 ou 4 œufs (de préférence bio) par semaine. Mais pas plus…

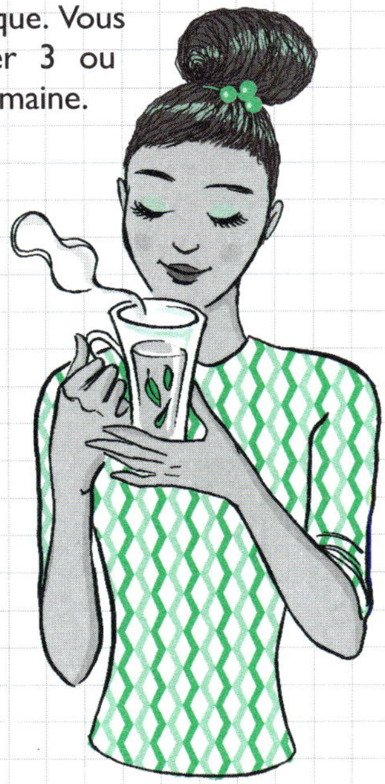

Les excitants (café, soda, thé et cacao)

Il est bien sûr possible de profiter d'un bon café avant de commencer sa journée de travail, mieux vaut éviter de s'y accoutumer. Cherchez donc à remplacer vos vieilles habitudes par d'autres, agréables et toniques à la fois : préférez la chicorée au café, le « thé rooibos » (qui ne contient absolument pas de théine) au thé classique. Pour freiner vos envies irrépressibles de chocolat, vous pouvez prendre de temps en temps à la place de la caroube. Réduite en poudre, la graine de cette gousse présente un goût très proche du cacao. Riche en minéraux, elle est en plus naturellement sucrée.

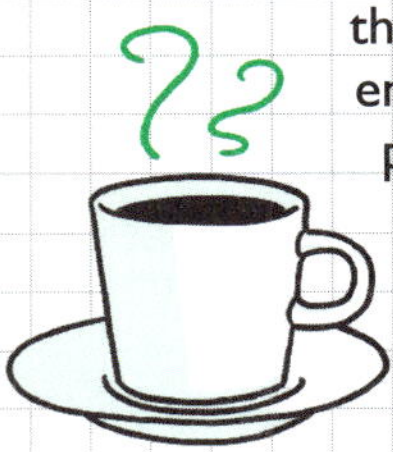

Le sel

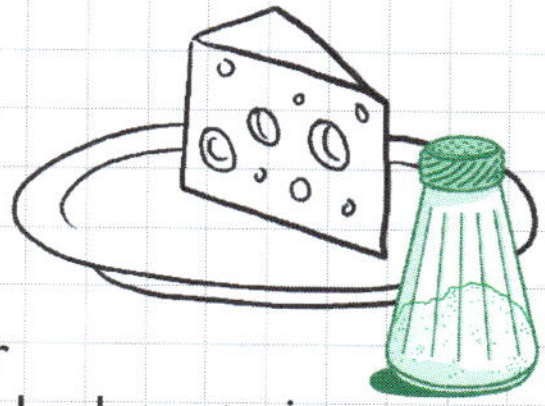

Consommé en excès, le sel augmente le risque de pathologies cardio-vasculaires, en particulier l'hypertension. Il favorise aussi la rétention d'eau et augmente l'appétit. Le cœur n'apprécie donc pas vraiment le sel en excès (avec des risques importants d'hypertension artérielle à la clé) ! Nous savons que nous devrions en consommer 5 g par jour alors que nous en consommons 9 ! En cause : les gâteaux d'apéritif, la charcuterie (même de qualité), les conserves, les fromages et les plats tout prêts… à bannir de l'alimentation le temps d'une bonne détox !

Les aliments « toxiques » que je supprime en priorité, deux jours avant de commencer ma cure détox

1. ……………………………………………………………………………
   ……………………………………………………………………………
2. ……………………………………………………………………………
   ……………………………………………………………………………
3. ……………………………………………………………………………
   ……………………………………………………………………………
4. ……………………………………
   ……………………………………
   ……………………………………
   ……………………………………
   ……………………………………
5. ……………………………………
   ……………………………………
   ……………………………………
   ……………………………………
   ……………………………………
   ……………………………………
6. ……………………………………
   ……………………………………
   ……………………………………
   ……………………………………

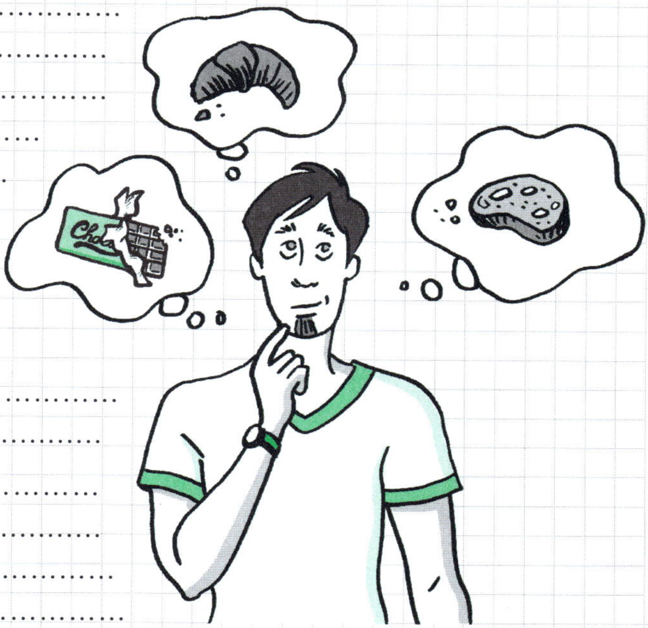

Les intolérances aux produits laitiers et au gluten

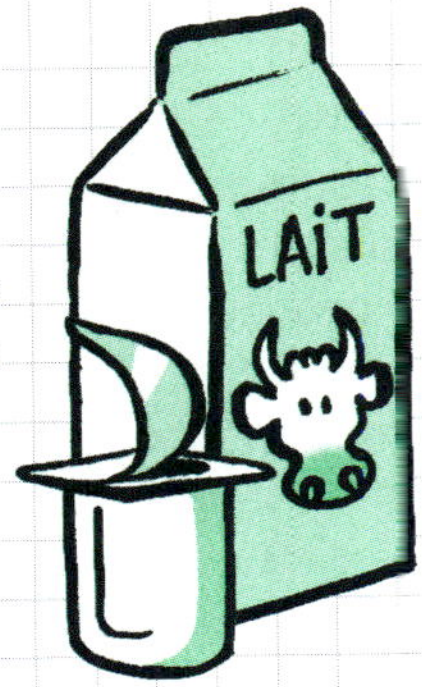

Sujet de querelles entre les tenants d'une nutrition « classique » et d'autres plus alternatives, les produits laitiers et le gluten sont sur la sellette. Que faut-il vraiment en penser ?

Le lait, une « pure vacherie » ?

Dans la majorité des civilisations, le lait n'est déjà plus consommé par les enfants dès l'âge de 7 ou 8 ans. Cet aliment (car ce n'est pas une boisson mais bien un aliment) comporte ces protéines en suspension dans un état liquide : il va falloir les agglomérer pour pouvoir les assimiler au niveau enzymatique et donc les digérer. Une telle opération nécessite un équipement enzymatique puissant, que ne possèdent pas les enfants.

Quant au yaourt, il bénéficie d'une fermentation lactique, les grosses protéines de lait sont en quelque sorte prédigérées par cette opération. Mais le calcium reste peu assimilé dans un pH acide ou neutre, et surtout en présence de lipides, comme c'est le cas dans le fromage…

En cas d'excès, la consommation de produits laitiers (de vache surtout) aboutit à un encrassement des voies respiratoires, mais aussi à une légère irritation de l'intestin.

Le lait est encore plus complexe à digérer s'il est mélangé au café, lequel contient des tanins : en cas de mélange, la caséine du lait entre alors en réaction et crée des composés très indigestes.

Par quoi remplacer le lait ? Il existe peu de carences en calcium en France : on en trouve dans de nombreux aliments, dans les légumes de la famille des choux, les fruits rouges, les algues ou le sésame. Mieux vaut en revanche éviter de le remplacer par du lait de soja, également sujet de controverses et de débats. De nombreux laits végétaux, que l'on choisira en fonction des goûts de chacun, permettent de cuisiner normalement : lait d'amandes, lait d'avoine, lait de riz… Certains sont même supplémentés en calcium afin de tranquilliser tout le monde !

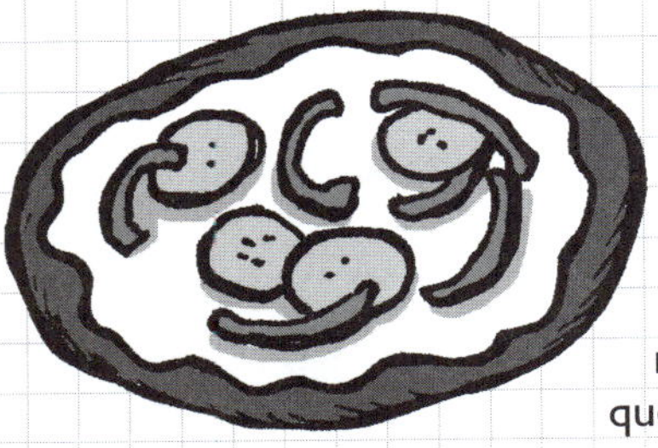

Le gluten, difficile à digérer

Le gluten est la protéine de certaines céréales (blé, orge, seigle et avoine). Lorsqu'il est cuit et non accompagné de vitamines E et B, il a la fâcheuse habitude de se coller à la muqueuse intestinale et d'en ralentir le transit. Il faut dire que le blé consommé aujourd'hui n'a plus grand-chose à voir avec ce qu'il était à l'origine, en raison des multiples croisements réalisés entre les types de blé. Les blés actuels sont même enrichis en gluten (pour créer des pâtes plus « élastiques » et faciles à travailler).

En cas d'intolérance au gluten, on souffre souvent de plusieurs maux : variations de poids, douleurs digestives, migraines, énergie instable, voire troubles du sommeil. Le problème est qu'aujourd'hui les aliments qui contiennent du gluten sont omniprésents : pâtes, pizzas, couscous, taboulé, biscuits, viennoiseries… On les trouve aussi sous forme d'agents texturants, mélangés à la charcuterie par exemple !

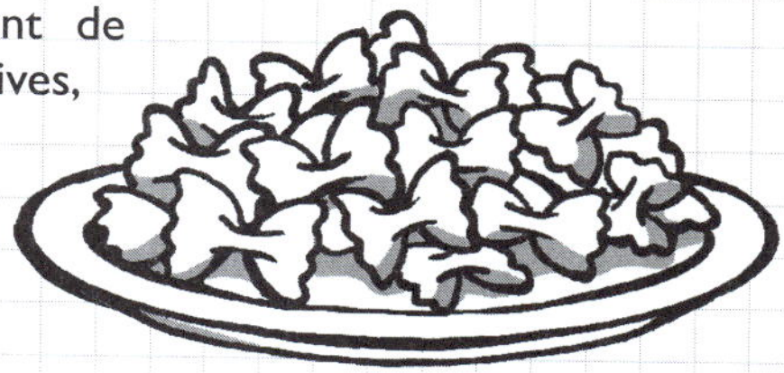

Par quoi remplacer le gluten ? Les céréales qui ne contiennent pas de gluten sont le riz, le maïs, le millet, le sarrasin, le quinoa et l'amarante. Pour varier les plaisirs, vous pourrez également consommer des légumineuses, des châtaignes, des pommes de terre, des patates douces, de l'igname, des oléagineux, du manioc, du tapioca, ainsi que tous les produits issus des gammes sans gluten, mais dont la texture et la saveur s'en rapprochent.

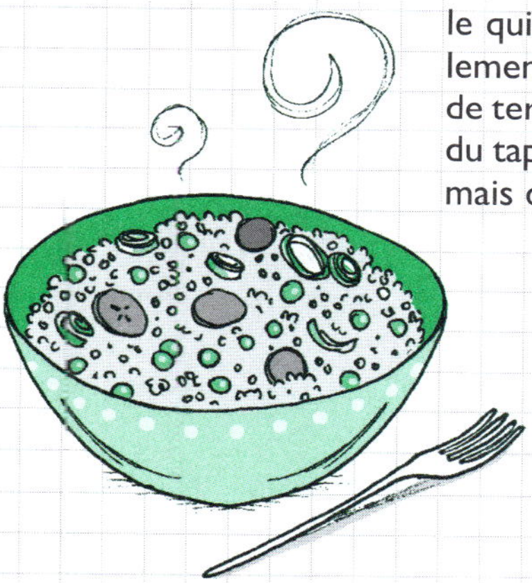

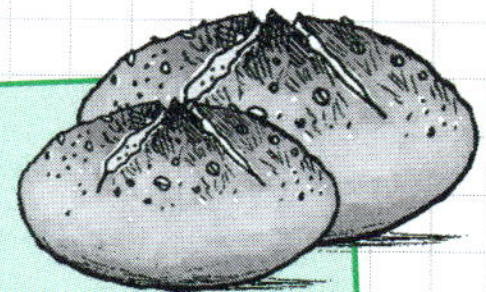

Mon pain, je le choisis bio ou pas ?
Il vaut mieux consommer un pain blanc ordinaire qu'un pain complet non bio. Pourquoi ? Les pesticides vont justement se nicher dans la coque qui entoure la graine : c'est cette coque que l'on supprime lorsque le pain est raffiné. Cela explique qu'il est préférable de choisir du pain raffiné si le blé dont il est issu vient de l'agriculture conventionnelle.

Et si je ne suis pas intolérant ?

Pendant votre cure détox, il n'est pas interdit de consommer du gluten. Il va en revanche vous falloir choisir les aliments qui en contiennent et les limiter. Le pain, par exemple, devrait être issu de blés cultivés en agriculture biologique, panifié au levain véritable, et contenir une partie du son (comme le pain de campagne, le bis ou le pain complet).

Les 10 aliments indispensables de la détox

Le thé vert

Le thé vert a (presque) tout bon : il préviendrait certains cancers, réduirait le taux de cholestérol (le « mauvais ») et l'hypertension… Il aurait aussi un effet amincissant et favoriserait l'élimination de l'alcool et autres toxines. Attention quand même, il contient de la caféine en quantité non négligeable (n'en abusez pas si vous êtes insomniaque !).

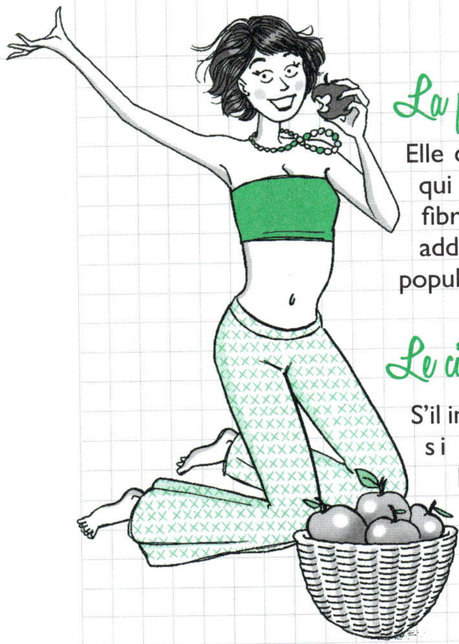

La pomme

Elle contient de la vitamine C, des antioxydants et des éléments qui abaissent le niveau de cholestérol. Sans oublier la pectine, une fibre qui se lie aux métaux lourds (plomb, mercure) et à certains additifs dans le côlon et favoriserait leur excrétion. Le dicton populaire le dit bien : « Une pomme par jour éloigne le médecin. »

Le citron

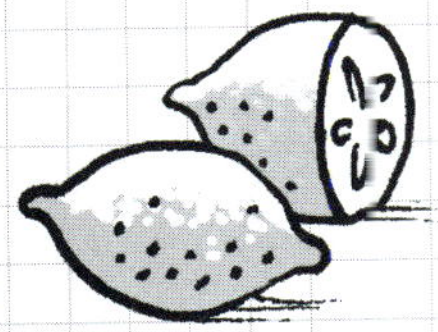

S'il importe de ne pas en abuser (en particulier si vous avez tendance à être frileux et avez les ongles et les dents fragiles), le citron reste l'allié de tous ceux qui veulent se porter mieux. Avec ses 19 calories pour 100 g, il ne pèse pas bien lourd dans la balance… D'autant que ses bienfaits sont nombreux : c'est un diurétique et un coupe-faim naturel qui nettoie le foie et améliore la digestion.

> Durant une cure détox, on boira un jus de citron frais pris le matin à jeun avec un peu d'eau tiède. Mais, hors détox, il vaut mieux éviter d'en boire tous les jours, au risque de se déminéraliser !

L'avocat

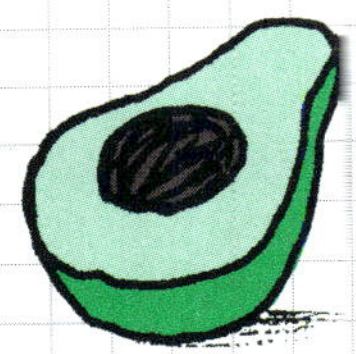

Il contient un antioxydant qui combat les radicaux libres et s'associe aux toxines liposolubles, comme l'alcool, pour les rendre solubles dans l'eau. Au cours d'une détox, il va donc favoriser l'élimination de ces toxines et nous aider à nous purifier.

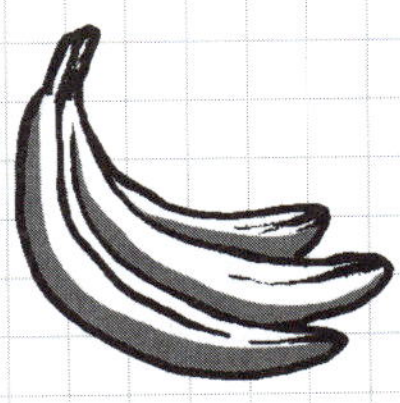

La banane

Exceptionnellement riche en sels minéraux, la banane peut réduire l'absorption des métaux lourds. Elle contient également du potassium, qui aide à réguler les fluides dans l'organisme et à réduire les risques de rétention d'eau.

Le gingembre

Côté détox, le gingembre possède des vertus notables : très antioxydant, il stimule la production de bile dans le foie et facilite la digestion. C'est aussi un antinauséeux très efficace ! Inutile d'en abuser : 10 g de gingembre cru par jour sont largement suffisants, dans une sauce de salade ou un jus frais…

L'ail

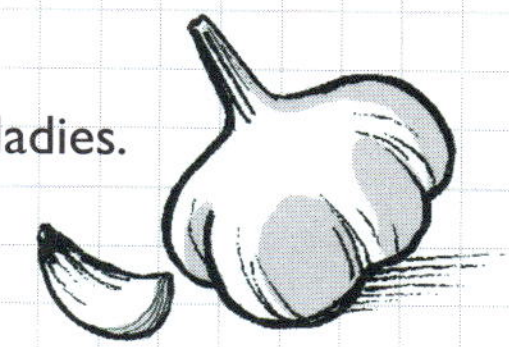

Depuis l'Antiquité, il a la réputation de prévenir et de soigner les maladies. Excellent pour les systèmes circulatoire et respiratoire, il combat les infections et préserve l'équilibre bactérien de l'intestin. Mangez-en idéalement 1 ou 2 gousses par jour !

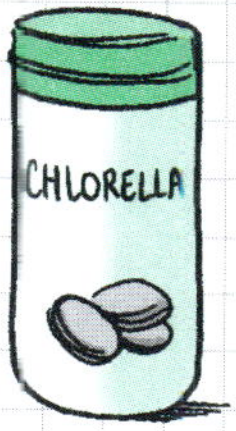

La chlorella

Comme la spiruline, la chlorella est également une algue d'eau douce. Si elle nous intéresse dans le cadre d'une détox, c'est parce qu'elle est réputée pour évacuer les métaux lourds qui nous encrassent : son efficacité contre le plomb, le mercure et divers polluants chimiques a été démontrée. On la consomme à raison de 1 à 3 comprimés par jour.

Le curcuma

Si cette épice est supposée (à haute dose) prévenir le cancer, voire contribuer à son traitement, le curcuma est traditionnellement utilisé pour soulager les maladies inflammatoires, traiter les troubles digestifs (les ulcères à l'estomac en particulier) et ceux du foie.
Hors détox, on peut utiliser cette épice au quotidien, à raison d'une pincée dans une sauce de salade, dans l'eau du riz et des pâtes pour les colorer, ou avec du jus de citron à répartir sur des filets de poisson. Autre astuce : saupoudrez un peu de curcuma sur vos glaces à la vanille ou à la banane… Un régal !

Attention, si vous avez une lésion ou un calcul sur les voies biliaires, il est impératif de consulter un médecin avant d'entreprendre un traitement au curcuma.

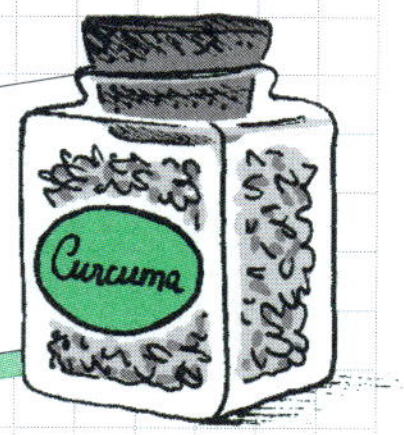

Le tofu

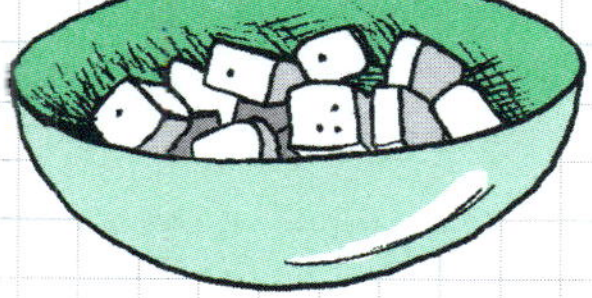

Peu gras, le tofu a aussi la faculté de se lier aux métaux lourds. D'après certaines recherches[1], le taux de plomb dans le corps baisserait de 11 % en le consommant en quantité (700 g de tofu). Il contient également de la lécithine, laquelle évite le dépôt du cholestérol dans les artères tout en aidant au drainage de celui-ci par le foie.

1 Études menées par la faculté de santé publique de Harvard, aux États-Unis.

Les légumes détox à inviter chez soi toute l'année

Les légumes sont, pour la plupart, nos alliés pour nous purifier. Mais certains d'entre eux sont encore plus efficaces que les autres. Et voici notre « top 10 ».

L'artichaut

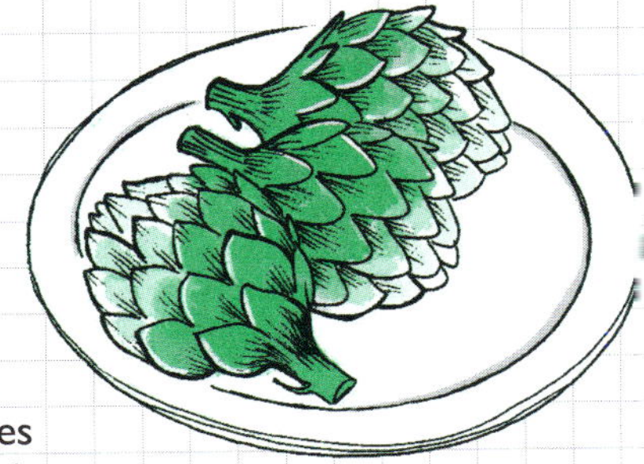

Il est particulièrement indiqué en cas de cure détox. Non seulement apprécié en cuisine pour le goût raffiné de son « cœur », c'est aussi un légume gorgé de substances nutritives. Il est riche en antioxydant et a un rôle favorable sur le plan de la santé intestinale et du système immunitaire. L'artichaut apporte une source élevée de fibres qui facilitent le contrôle de l'appétit. Très digeste, surtout lorsqu'il est consommé cru, il améliore l'élimination. C'est enfin un tonique hépatique, un dépuratif sanguin, un diurétique et un antitoxique. Dans une cure détox, il accroît la production de bile, dont l'une des fonctions est le transport des toxines vers les intestins, où elles sont excrétées.

J'en profite à chaque saison !

À l'automne, même hors de votre cure détox, vous pouvez accompagner un plat d'artichaut d'une vinaigrette à base d'huile de noix. L'association est aussi parfaite avec des champignons ou des châtaignes ! En hiver, préparez un velouté de champignons et parsemez-le de lamelles de fond d'artichaut sautées au persil… Un délice qui vous réchauffera sans préparations compliquées. À la belle saison, vous agrémenterez d'artichauts vos risottos printaniers. Sautés, marinés ou assaisonnés à l'ail, au citron et à l'huile d'olive, on peut enfin les servir façon « tapas », en été.

L'asperge

Cultivée depuis l'Antiquité, l'asperge est le légume qui a la plus grande quantité et la meilleure qualité d'antioxydants parmi les légumes consommés couramment en Europe. Les flavonoïdes et les acides phénoliques qu'elle contient contribuent à sa capacité antioxydante. Elle possède aussi des vertus drainantes pour tous les émonctoires (foie, reins, intestins, poumons et peau), est aussi reminéralisante et fluidifie le sang.

En outre, l'asperge contient des quantités élevées de vitamine K, nécessaire à la coagulation du sang.

On la consommera au printemps dans des gratins, des omelettes ou des salades composées.

À consommer pour certains avec modération…

Selon Jean Valnet, médecin spécialiste des traitements naturels, l'asperge est parfois contre-indiquée en cas de cystite et de rhumatisme articulaire aigu, car elle peut irriter l'épithélium rénal. Par ailleurs riche en purine, ce légume doit être pris avec modération par les goutteux.

Sauce aux asperges et à la menthe

Ingrédients pour 2 personnes : 12 belles asperges vertes, 10 cl de lait de riz, 4 feuilles de menthe fraîche, sel.

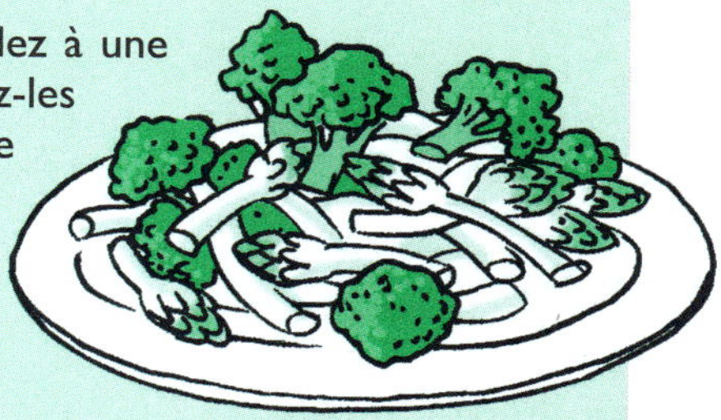

Épluchez les asperges et coupez-les en tronçons. Procédez à une cuisson à la vapeur douce durant 10 à 20 minutes (piquez-les avec la pointe d'un couteau pour doser correctement ce temps). Conservez 4 pointes par personne pour décorer les assiettes. Mixez les tronçons restants avec les autres ingrédients. Salez. Vous pouvez utiliser cette sauce pour assaisonner 125 g de pâtes complètes ou de riz, en dehors de votre cure détox.

La chicorée

Excellent tonique, riche en minéraux, on utilise la chicorée aussi bien en cas d'insuffisance biliaire que de fatigue hépatique. On peut la consommer en salade, seule ou mélangée avec d'autres feuilles moins amères. Légèrement laxative, réveillant l'appétit, cette boisson est particulièrement conseillée aux personnes au foie sensible pour remplacer le café au lait du matin…

Des plantes familières
L'endive, la chicorée frisée, la scarole sont des variétées issues de la chicorée sauvage. Elles ont des propriétés comparables, quoique plus douces, au niveau du foie et de la vésicule biliaire.

L'endive

La variété que l'on trouve sur les étals, de couleur blanche frangée à jaune pâle, est une chicorée de variété potagère récoltée en automne-hiver après une période sous couvert à l'obscurité, pour empêcher son verdissement. Ainsi, elle reste blanche et moins amère. Consommées crues, les endives procurent le plaisir d'une salade croquante et fraîche à une saison où les crudités se font rares.

Compotée d'endives et potimarron

Ingrédients pour 2 personnes : 2 endives, 1 tranche fine de potimarron, persil, amandes effilées, huile d'olive, sel.

Coupez les endives en rondelles fines, faites-les fondre dans une sauteuse avec un filet d'huile d'olive. Épluchez la tranche de potimarron et râpez-la. Ajoutez-la aux endives et remuez, laissez cuire à feu doux moins de 15 minutes. Salez et parsemez de persil haché et d'amandes effilées que vous aurez fait blondir à sec. Lors de votre cure détox, vous consommerez cette compotée sans les amandes effilées…

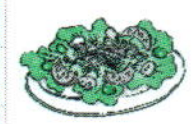

Les épinards

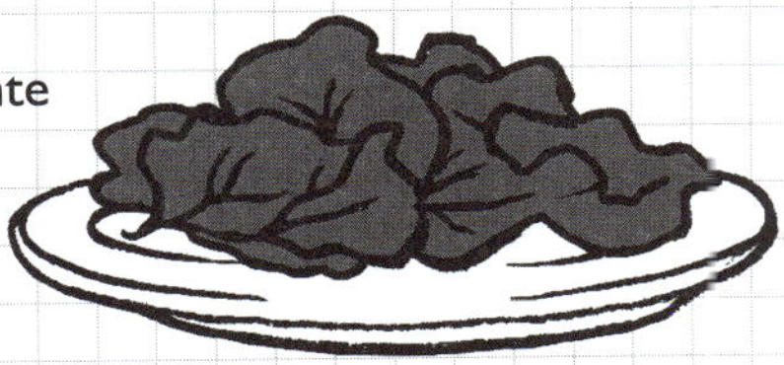

Ils ont une action détoxifiante (pour le foie), reminéralisante et anti-anémique, tout en assainissant le système digestif. On les préfère crus (leur goût est alors moins acide), en salade. On peut aussi ponctuellement en consommer cuits à la vapeur ou à couvert sans eau.

Velouté de feuilles et fanes de radis et épinards

Ingrédients pour 2 personnes : 1 botte de fanes de radis, la moitié du volume de feuilles d'épinards, 1 côte de céleri-branche, 1 c. à s. de purée d'amandes blanches.

Coupez la côte de céleri-branche en petits morceaux. Lavez les fanes de radis et faites-les cuire pendant 10 minutes avec le céleri. Recouvrez d'eau. Lorsque celle-ci est bouillante, ajoutez les feuilles d'épinards. Ôtez du feu, salez et mixez avec la purée d'amandes. Vous diviserez la portion de purée d'amandes par deux si vous souhaitez profiter de ce velouté au cours de votre cure détox.

Le fenouil

Voilà un légume indispensable à un programme minceur et à une cure détox, pour son action de drainage digestif ! Tonique, antispasmodique, son bulbe dégonfle et aplanit le ventre. Riche en fibres douces, en vitamines et oligoéléments (magnésium, potassium, calcium, fer), le fenouil chasse les gaz intestinaux et a aussi un pouvoir diurétique. À croquer cru à l'apéritif ou en salade, cuit *al dente*, braisé ou à la vapeur, il complète l'action des décoctions et des tisanes digestives. Si l'on ajoute ses feuilles passées à la moulinette dans certains aliments plus lourds (haricots, fèves), on en facilite la digestion.

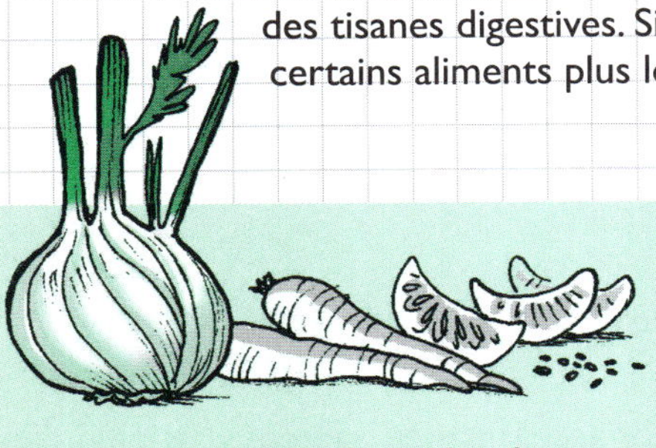

Chutney de fenouil

Ingrédients pour 2 personnes : 1 bulbe de fenouil, 1 belle carotte, ½ orange, cardamome en poudre, graines de pavot, huile d'olive, sel, poivre.

Hachez au robot le fenouil et la carotte. Faites cuire sur feu doux et à l'étouffée avec un filet d'huile d'olive. Salez, poivrez et ajoutez après cuisson deux pincées de cardamome et le jus de l'orange. Parsemez de 1 cuillerée à soupe de graines de pavot. Dégustez le chutney chaud dans une assiette composée, ou bien froid en tartinade, à tout moment de l'année.

L'ortie

Le sang vert de la chlorophylle
La différence chimique entre la cholorophylle et l'hémoglobine se trouve au centre de chacune de leurs molécules : au centre de la molécule d'hémoglobine siège un atome de fer, alors qu'au centre de la molécule de chlorophylle, c'est un atome de magnésium. Une consommation importante et régulière de chlorophylle aurait un effet assainissant et stimulant au niveau de notre système sanguin.

Elle possède une action purifiante sur le foie, la vésicule biliaire et les reins. Dédaignée de nos jours, cette « mauvaise herbe » occupe pourtant une place à part dans notre histoire : elle est consommée depuis la nuit des temps. Très riche en oligoéléments, en minéraux, en vitamines, en flavonoïdes et en protéines, elle est surtout extrêmement concentrée en chlorophylle, que l'on surnomme le « sang vert », car sa structure chimique ressemble fortement à celle de l'hémoglobine, présente dans le sang humain.

Les feuilles d'ortie sont également un bon diurétique, un reconstituant et un reminéralisant. Les racines sont plus connues pour leur action sur la prostate. Enfin, les graines ont une action tonique et vermifuge. En prévention, l'ortie permet de lutter efficacement contre la fatigue physique et intellectuelle : elle améliore l'attention et la résistance physique. On l'utilise en tisane ou en jus, mais aussi en soupe ou en légume, pour accompagner ses repas. Le jus d'ortie est souvent comparé au jus d'épinards car il contient beaucoup de chlorophylle et de fer, mais, moins acide que lui, il peut être consommé par les personnes souffrant d'arthrite, de rhumatisme et de goutte. On en consomme alors 15 ml par jour jusqu'à 3 fois par semaine : on l'obtient à l'aide d'une centrifugeuse ou d'un extracteur de jus, et on peut le surgeler.

Riz aux orties fraîches

Ingrédients pour 2 personnes : 200 g de riz, ½ gousse d'ail, 125 g d'orties fraîches, 3 c. à s. d'huile d'olive, 2 c. à s. de raisins secs, sel.

Faites cuire le riz dans de l'eau bouillante salée. Épluchez et hachez finement l'ail, et lavez les orties. Faites revenir l'ail dans l'huile d'olive, puis ajoutez les feuilles d'ortie. Laissez cuire pendant 3 minutes, et ajoutez les raisins secs. Laissez encore sur le feu 2 minutes. Égouttez ensuite le riz, ajoutez aux orties. Vérifiez l'assaisonnement avant de servir bien chaud. Vous pouvez consommer ce riz lors de votre cure détox en cas de grosse faim…

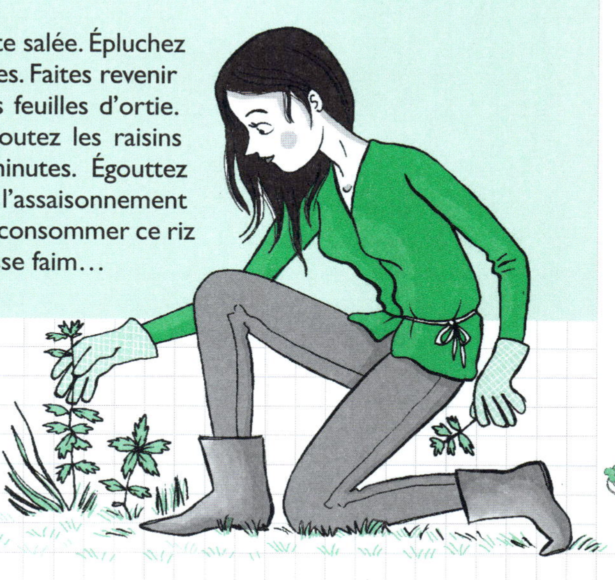

Attention ! L'ortie est contre-indiquée pour les personnes qui font de la rétention d'eau due à une activité cardiaque ou rénale réduite.

Les tisanes de Maria Trében (tirées de son livre *La Santé à la pharmacie du Bon Dieu*, éditions Ennsthaler)

« J'ai pris l'habitude d'en faire une cure de quatre semaines au printemps avec les jeunes pousses, et en automne après le regain, lorsque les jeunes pousses ressortent un peu partout. J'en bois une tasse le matin à jeun, une demi-heure avant le petit déjeuner, et une ou deux tasses réparties au cours de la journée, par gorgées. […] La tisane n'a pas mauvais goût. On la boit sans sucre. Mais les personnes quelque peu délicates peuvent y mélanger un peu de camomille ou de menthe pour en améliorer le goût. »

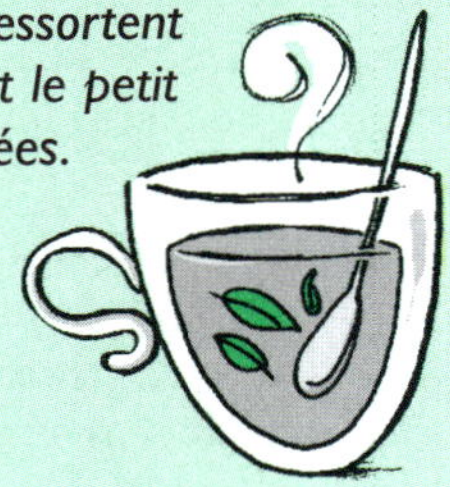

Pour une infusion reminéralisante, utilisez 1 ou 2 poignées d'ortie fraîchement cueillies dans 1 litre d'eau.

Le pissenlit

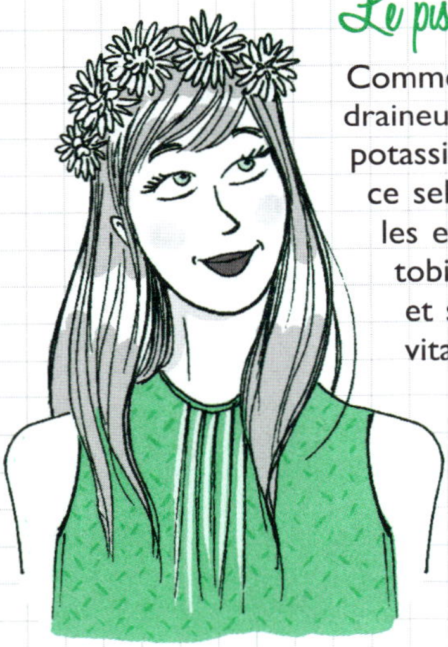

Comme son nom l'indique, c'est un très bon diurétique et un excellent draineur du système digestif, d'autant qu'il n'entraîne pas de perte de potassium (ce qui, à terme, est mauvais pour le cœur), car il contient ce sel minéral en quantité importante. Les herboristes attribuent les effets bénéfiques du pissenlit sur le système digestif et hépatobiliaire aux principes amers qu'il contient. De plus, ses feuilles et sa racine renferment une étonnante variété de minéraux, de vitamines et autres composés qui pourraient expliquer certaines des propriétés qu'on lui prête traditionnellement : outre sa grande richesse en potassium déjà évoquée, le pissenlit contient de bonnes quantités de fer, de calcium, de cuivre, de silice et de manganèse. Le pissenlit renferme aussi des acides gras, de la choline (un nutriment important pour le foie), des vitamines du complexe B, des vitamines C, D et K, ainsi que des flavonoïdes et des caroténoïdes.

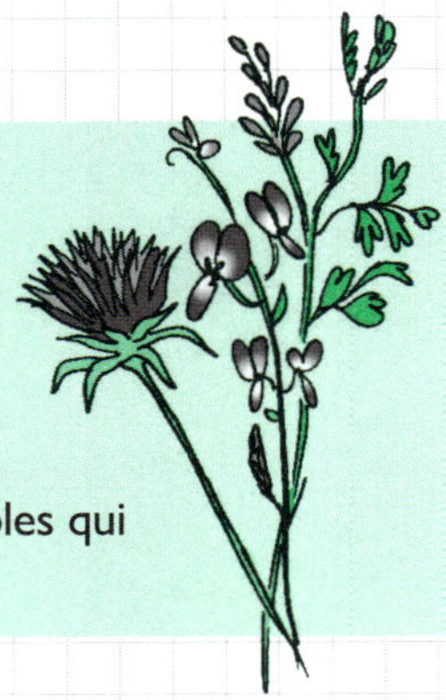

Les feuilles de pissenlit se préparent en salade pendant toute la saison, mais aussi en infusion à raison d'une poignée de racines et de feuilles coupées pour 1 litre d'eau (laissez bouillir 2 minutes, infusez 10 minutes, et prenez 3 tasses par jour avant les repas). On préférera consommer les plus jeunes pousses très tendres, bien que les plus anciennes (très vertes) soient plus riches en principes nutritifs. N'oublions pas les boutons et les fleurs, tout aussi comestibles qui peuvent s'incorporer dans tous les plats.

Le poireau

Ce légume tonique, très digeste, est un diurétique qui draine avec efficacité les cristaux résiduels propres aux terrains rhumatisants, arthrosiques ou goutteux. C'est aussi un laxatif (il balaie doucement l'intestin grâce à ses fibres abondantes). Même son eau de cuisson est thérapeutique, car très diurétique ! On peut aussi bien l'utiliser en usage externe contre certains soucis de peau (plaies, furoncles, piqûres d'insectes). On le recommande souvent dans des régimes amincissants pour sa pauvreté calorique, ses qualités de draineur et les multiples possibilités de le cuisiner sans monotonie.

On le consomme cru, coupé très fin, mélangé à d'autres crudités, en décoction ou en soupe. La soupe de poireau rivalise avec la soupe à l'oignon contre la gueule de bois, les lendemains de fête (on peut même associer les deux dans une soupe encore plus efficace et agréable).

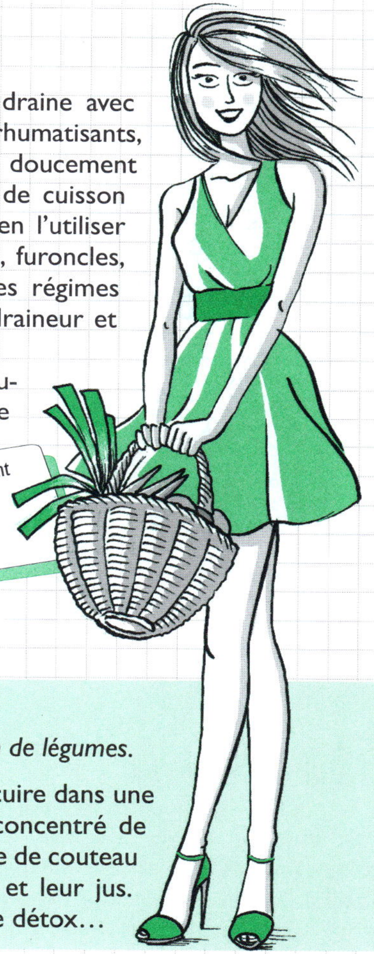

Attention, le poireau alcalinise fortement les urines : on le déconseille (en trop grande quantité) aux personnes souffrant de cystite et de colite.

Salade de poireaux tièdes au gingembre

Ingrédients pour 2 personnes : 3 poireaux, gingembre, bouillon de légumes.

Coupez les blancs de poireaux en tronçons et faites-les cuire dans une casserole avec 1 demi-verre d'eau et 1 demi-cube de concentré de bouillon de légumes. Couvrez. Râpez la valeur d'une pointe de couteau de gingembre frais et mélangez avec les poireaux cuits et leur jus. Servez tiède. N'hésitez pas à en abuser lors de votre cure détox…

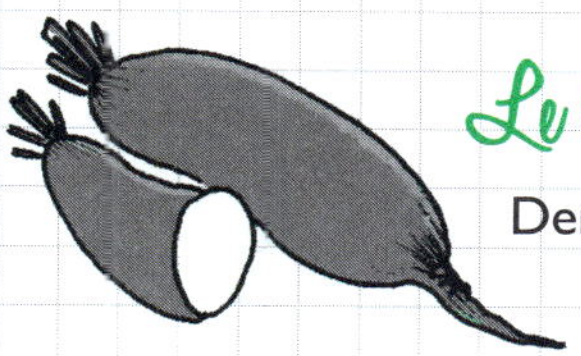

Le radis noir

Derrière sa peau sombre, ce radis à la chair blanche peut se révéler carrément piquant. Star de la détox, il se consomme traditionnellement sous forme de jus. Ses atouts ? Il active certaines enzymes détoxifiantes dans le foie, active la production et l'évacuation de la bile, et stimule la vésicule biliaire. Ce qui explique qu'il nous aide à éliminer efficacement les toxines.

Salade de radis noir et carottes

Ingrédients pour 2 personnes : 1 radis noir, 3 carottes, huile de colza, ½ orange, vinaigre de cidre, moutarde, sel.

Râpez le radis noir frais et les carottes. Assaisonnez avec l'huile de colza, le jus de l'orange, le vinaigre de cidre, la moutarde et le sel. On peut aussi le consommer tout simplement coupé en tranches, avec quelques grains de sel de Guérande lors d'une fringale au cours d'une cure détox.

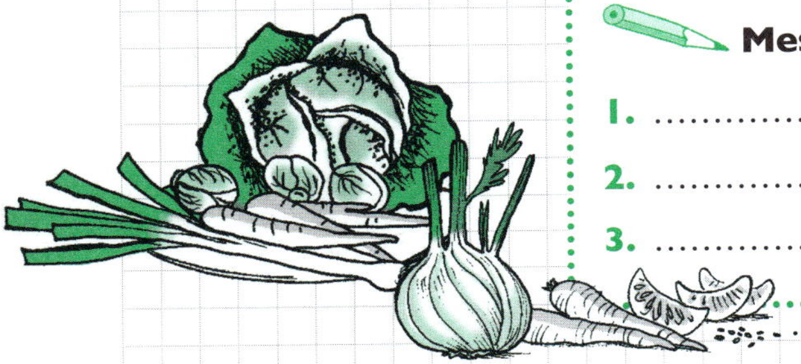

Mes 3 légumes détox préférés

1. ....

2. ....

3. ....

Raw food party

L'alimentation « vivante », on la connaît sans le savoir… car il ne s'agit pas de manger des insectes ni des vers de terre crus ! En réalité, ce sont les lentilles que l'on fait pousser dans un bocal à la maison, le jus de carotte-gingembre des cantines bio, la salade d'algues des restaurants japonais… Voici les piliers de cette alimentation qui booste la vitalité !

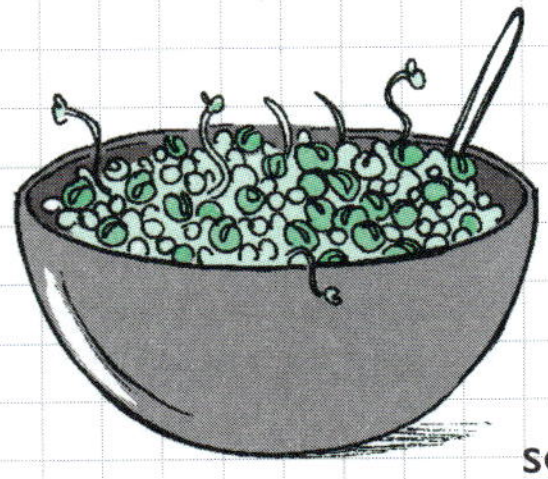

Les graines germées et les jeunes pousses contiennent une incroyable réserve de micronutriments. Certaines jouent un rôle anticholestérol, réduisent les effets des additifs chimiques (alfalfa), boostent le fer (lentilles) ou stimulent la circulation (fenugrec). Pour dynamiser ses légumes et ses salades, on les achètera en barquettes dans les magasins bio ou on les fera pousser soi-même à la maison.

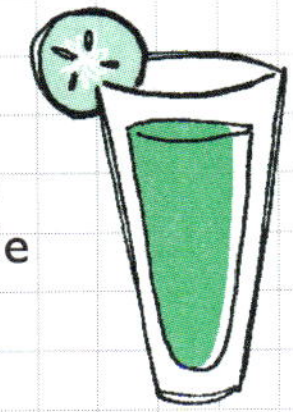

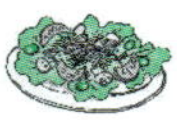

Plus vert que vert, le jus d'herbe de blé ou d'orge est une « bombe » d'enzymes et de vitamines. Grâce à son incroyable richesse en chlorophylle, il débarrasse le tube digestif des bactéries indésirables, purifie le sang et stimule la vitalité (voir p. 37).

Les algues sont essentielles avec leurs nombreux oligoéléments, minéraux et fibres. Pour découvrir ces légumes de la mer, utilisez un mélange d'algues à saupoudrer sur une salade ou dans une soupe, dégustez du tartare d'algues sur du pain grillé, ou ajoutez-en dans vos jus de légumes et autres smoothies santé.

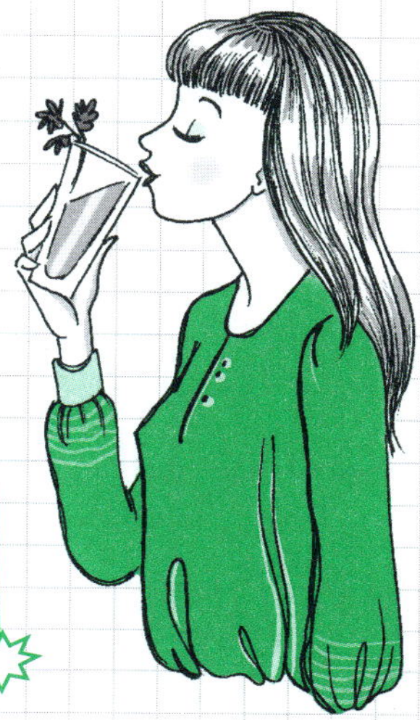

Vive les enzymes !
Indispensables, les enzymes digestives nous aident à absorber et métaboliser les nutriments, puis à éliminer les déchets. D'où viennent-elles ? Si nous sommes capables d'en fabriquer dans notre corps, elles sont surtout issues de notre alimentation. Sauf que celle-ci, de plus en plus industrialisée, fait disparaître de nombreuses enzymes, très sensibles à la chaleur et à la conservation. Or une carence en enzymes rime avec fatigue, mauvaise digestion, kilos en trop, immunité en baisse… Cela vous rappelle quelque chose ? Pour y remédier, rien de tel que de garnir votre assiette de graines germées, de crudités et d'aliments fermentés comme la choucroute (idéalement crue), le lait fermenté (kéfir), le miso japonais (à diluer dans de l'eau frémissante pour une soupe minute)…

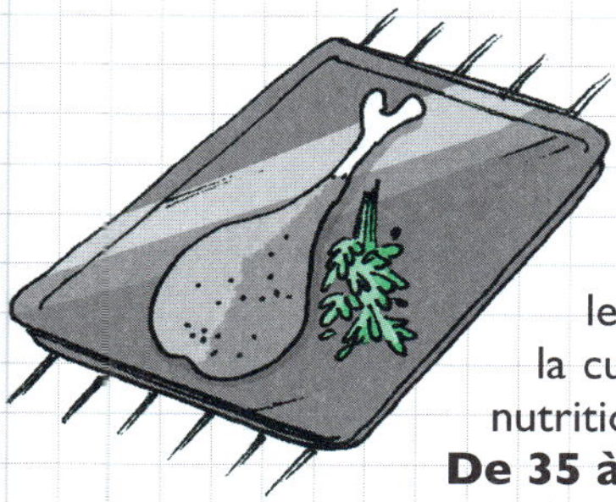

Cuissons douces aux mille saveurs

Haro sur les cuissons toxiques !

Certains modes de cuisson détruisent les vitamines ainsi que les fameuses enzymes utiles à notre équilibre biologique ! En fait, la cuisson a rarement tout bon : nous y laissons quelques éléments nutritionnels précieux issus de notre alimentation. Voyez plutôt :

De 35 à 50 °C, les arômes sont libérés puis modifiés.

De 40 à 75 °C, toutes les enzymes disparaissent.

De 60 à 75 °C, la vitamine C est détruite.

De 70 à 100 °C, les protéines sont hydrolysées puis déstructurées.

Autour de 90-95 °C, certaines vitamines du groupe B sont altérées par la cuisson, ainsi qu'une grande partie de la vitamine E.

Autour de 100 °C, la majorité des minéraux et oligoéléments ne peut plus être assimilée.

Autour de 110 °C, les vitamines A et D s'oxydent.

À 120 °C et plus, les ultimes vitamines résistantes (B2, E, PP) sont détruites, puis les lipides se transforment en composés toxiques.

Une toxicité proportionnelle à la température
Plus la température est élevée, plus la proportion de molécules toxiques s'accroît. Ces molécules n'existent pas dans les aliments à l'état naturel, et certaines d'entre elles ne peuvent pas être traitées par nos enzymes durant la digestion. On pense d'ailleurs que leur accumulation dans nos tissus participe à un vieillissement vasculaire et cérébral prématuré.

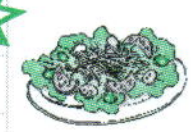

Je mise tout sur les cuissons diététiques !

Il existe cependant des modes de cuisson qui respectent les aliments et évitent la production de substances toxiques : ce sont les cuissons à basse température.

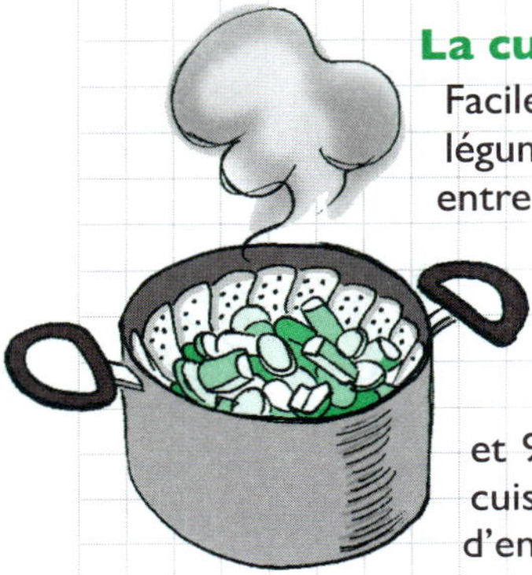

La cuisson à la vapeur douce

Facile et très pratique, cette méthode permet de cuire rapidement les légumes, les poissons et certaines viandes à une température se situant entre 90 et 95 °C.

La cuisson à l'étouffée

Plus lente que la cuisson à la vapeur douce, elle oscille entre 70 et 90 °C et conserve le goût spécifique de chaque ingrédient. C'est la cuisson qui préserve le mieux les nutriments, mais il est assez malaisé d'en contrôler la température.

La cuisson au four, à basse température

Utilisant n'importe quel four ménager électrique à une température de 85 °C, elle est relativement longue, mais ne demande pas de surveillance et ne nécessite aucun savoir-faire particulier. Elle est recommandée pour la cuisson des viandes, dont elle respecte la tendreté et le goût.

La cuisson au déshydrateur

Elle permet de sécher, à une température variant de 30 à 70 °C, les fruits, les herbes aromatiques, la viande… Très longue, elle ne demande cependant ni surveillance ni savoir-faire.

C'est prouvé !
Le mode de cuisson influence de manière importante la conservation des antioxydants contenus dans les aliments. L'exemple du brocoli est intéressant : la cuisson à l'eau lui fait perdre plus de la moitié de ses antioxydants, tandis que la cuisson à la vapeur ou à l'étuvée permet de préserver entièrement ces derniers. La cuisson à la vapeur conserve 86 % de la vitamine C initialement présente dans le brocoli frais, alors que la cuisson au four à micro-ondes ou à l'eau bouillante n'en conserve que 50 % !

La cuisson au wok

Grâce à la forme évasée du wok, la cuisson est uniforme et ne nécessite pas de matières grasses. En outre, il s'agit d'une cuisson rapide, où le produit final est à la fois cuit à l'extérieur et quasiment cru à l'intérieur, conservant ainsi une belle part de ses vitamines, minéraux et enzymes.

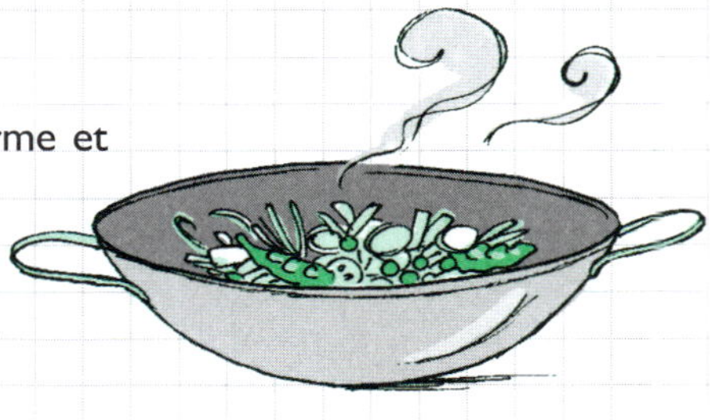

La cuisson en papillote

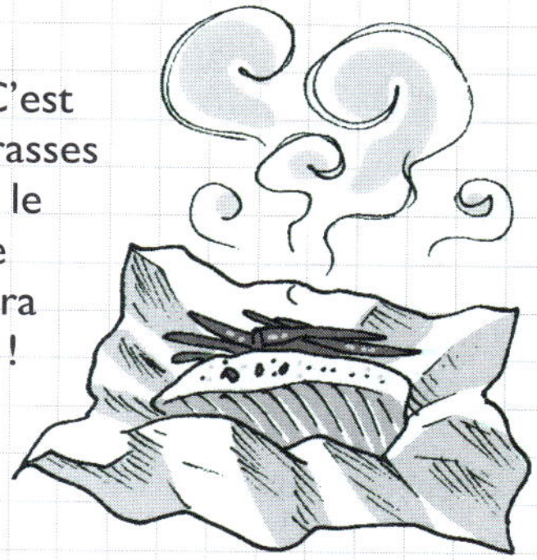

Facile et rapide, cette préparation est également savoureuse. C'est une cuisson douce, à la vapeur, qui nécessite peu de matières grasses et respecte la délicatesse des matières premières. Réalisée le plus souvent en portion individuelle, elle permet en outre de contrôler la quantité d'aliments ingérés. En revanche, on évitera de confectionner les papillotes avec du papier d'aluminium ! En effet, lorsque ce dernier est utilisé avec un produit acide (citron, rhubarbe, tomate), on risque de consommer des sels d'aluminium, neurotoxiques.

Mes petites épices détox et autres délices

La détox n'implique pas nécessairement une cuisine triste et fade. Vous n'êtes pas puni, au contraire ! Pour vous faire du bien, votre assiette va prendre les couleurs d'une vraie fête ! Vous ferez grand cas des épices, herbes aromatiques et autres condiments car, en plus de présenter une incroyable diversité de goûts, ils possèdent des vertus qui se marient idéalement avec les autres aliments d'une cure détox ! Les épices ne se contentent pas de relever le goût, elles facilitent la digestion. Petit tour d'horizon…

✔ **La badiane**, aussi appelée « anis étoilé » en raison de son goût anisé, stimule la sécrétion biliaire et la digestion.

✔ **La cannelle** vient de l'écorce du cannelier. Si l'on apprécie son rôle antibactérien, elle facilite aussi la digestion. Les Chinois l'utilisent pour stimuler la vitalité, réchauffer l'organisme et soigner les coups de froid.

✔ **Le cumin**, avec ses graines, améliore les digestions difficiles et évite les ballonnements. Il accompagne ainsi les plats traditionnels de légumineuses, comme les pois chiches ou les lentilles, parfois difficiles à digérer.

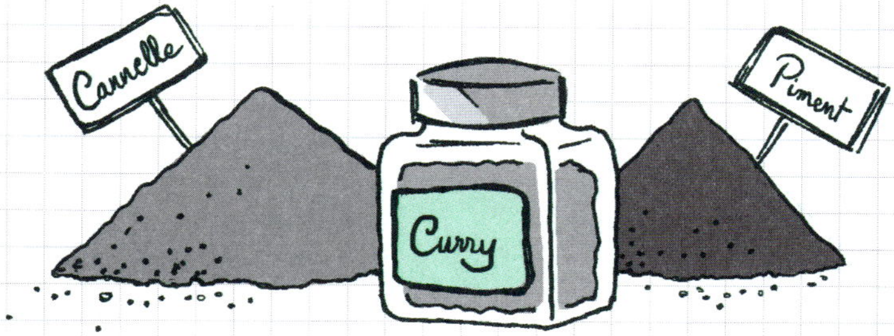

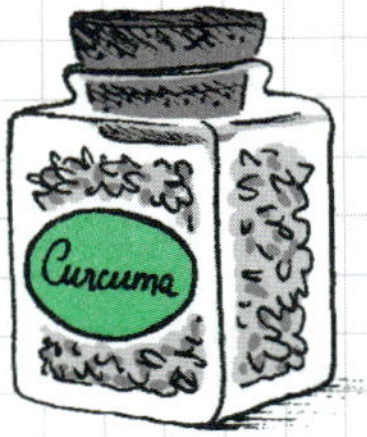

✔ **Le curcuma**, également appelé « safran des Indes », a lui aussi de nombreuses vertus : il purifie le sang, embellit le teint et la peau, et constitue un remède de choix pour le foie.

✔ **Le curry** est un mélange d'épices très apprécié pour ses pouvoirs antiballonnements. On peut en mettre dans tous les plats. En prime, il permet de moins saler les préparations, grâce à sa saveur soutenue.

✔ **Le fenugrec** est une graine aux aromes orientaux et à la saveur légèrement épicée. Elle était déjà cultivée par les pharaons, sans doute à cause de ses bienfaits revitalisants et fortifiants. Conseillée en cas de faiblesse et de manque de tonus, elle fait aussi baisser le taux de sucre et de cholestérol dans le sang.

✔ **Le piment** se décline en plus de cinquante espèces, de toutes les tailles et de toutes les formes, les petits étant généralement les plus piquants. Mais attention, s'ils ont la réputation de lutter contre les problèmes digestifs, une consommation excessive peut entraîner une inflammation de l'estomac et des intestins.

✔ **Quant aux poivres** de toutes les couleurs, riches en pipérine (antimicrobienne et anti-inflammatoire), ils facilitent le travail détox du foie. N'en abusez pas non plus au risque d'inflammer vos muqueuses digestives et intestinales.

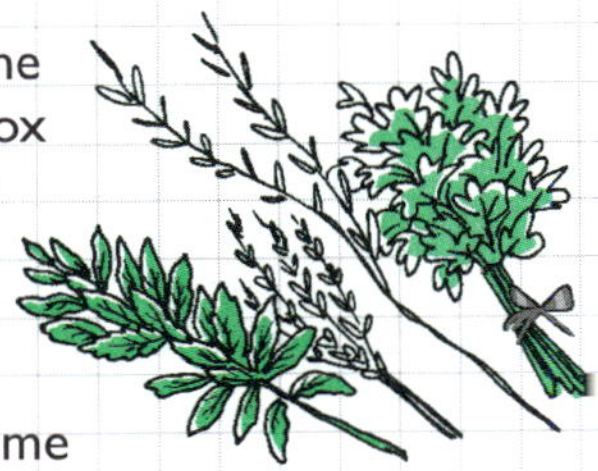

✔ **Les herbes aromatiques** donnent du goût aux plats cuisinés, quand leurs principes actifs participent à un régime (détox ou minceur). En plus de leur petit goût frais, elles contiennent des fibres solubles vraiment détoxifiantes. Pour en profiter au maximum, on les consomme de préférence crues, en garniture ou dans des jus.

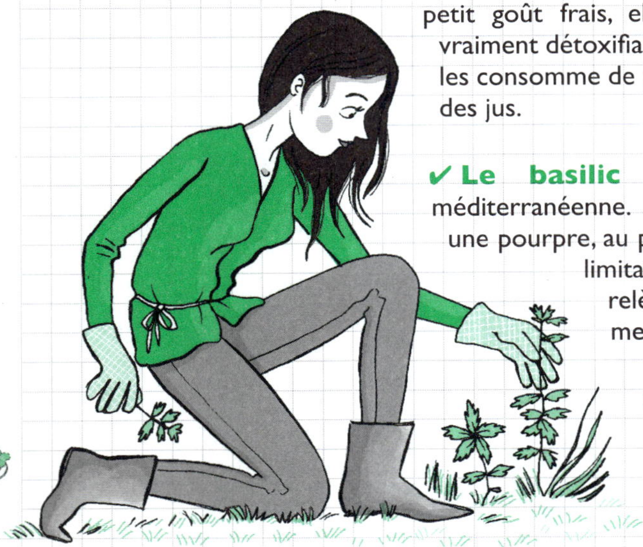

✔ **Le basilic** est très prisé dans la cuisine méditerranéenne. Il en existe plusieurs variétés dont une pourpre, au parfum poivré. Il aide à la digestion, en limitant notamment les gaz intestinaux. Il relève le goût des salades et se marie merveilleusement avec les tomates.

✔ **Le cerfeuil** est un stimulant du foie doté de propriétés diurétiques. On le mange tel quel dans les salades ou haché pour parfumer sauces et potages.

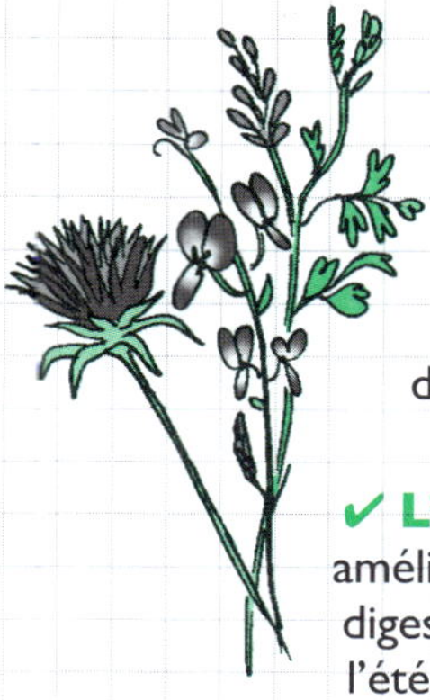

✔ **La ciboulette** appartient à la même famille que l'ail et l'oignon : elle stimule les systèmes digestifs (en limitant en particulier la fermentation intestinale) et circulatoire. Son goût délicat confère beaucoup de finesse aux sauces et aux salades.

✔ **La coriandre** est très employée dans la cuisine asiatique et nord-africaine où on utilise ses racines, ses feuilles et ses graines. Elle soulage de nombreux problèmes digestifs, dont la constipation.

✔ **L'estragon** est un stimulant de l'organisme qui améliore également le fonctionnement du système digestif. Sa senteur singulière évoque irrésistiblement l'été !

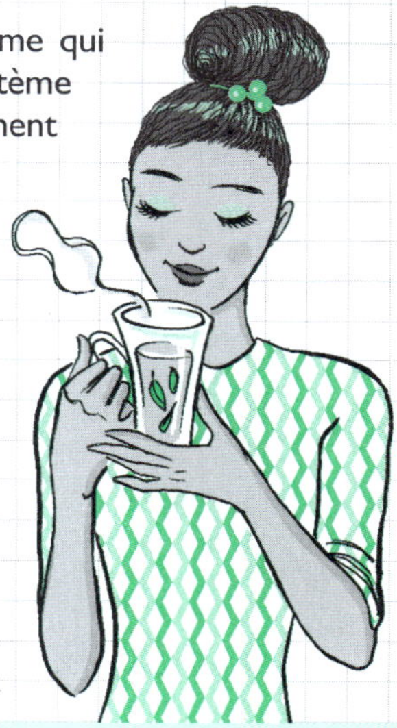

✔ **Le laurier** a des propriétés stimulantes, antiseptiques, digestives et antiballonnements. Compagnon régulier du thym et du romarin, il rentre avec bonheur dans la composition des marinades et garnitures aromatiques.

✔ **La menthe** est un stimulant du système nerveux, mais aussi un antispasmodique, anti-inflammatoire et antiseptique pour les intestins. Ses multiples variétés présentent chacune des saveurs singulières, même si leurs bénéfices sont proches.

La lactofermentation s'invite dans la détox !

Malgré son nom barbare, c'est un procédé naturel de conservation qui garde intactes la saveur, la fraîcheur et les vitamines des végétaux. Elle peut même améliorer leur qualité nutritive en boostant, par exemple, la vitamine C. Cette fermentation fait intervenir des bactéries de type lactique qui, en acidifiant progressivement le milieu, empêchent le développement des autres bactéries. Parfaits en cure détox, car ils optimisent la digestion et apportent une note d'originalité à vos repas, les aliments lactofermentés les plus connus sont la choucroute, les cornichons à la russe, les feuilles de vigne farcies, mais on peut également préparer ainsi les navets, les carottes, les choux, le potiron, le concombre, le céleri, la betterave, les oignons et les haricots verts. L'astuce santé ? En manger à chaque repas ou boire un petit verre de jus de légumes lactofermentés (en magasin bio).

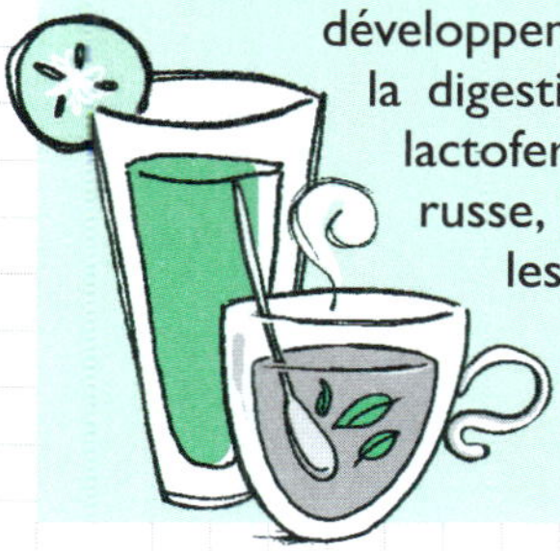

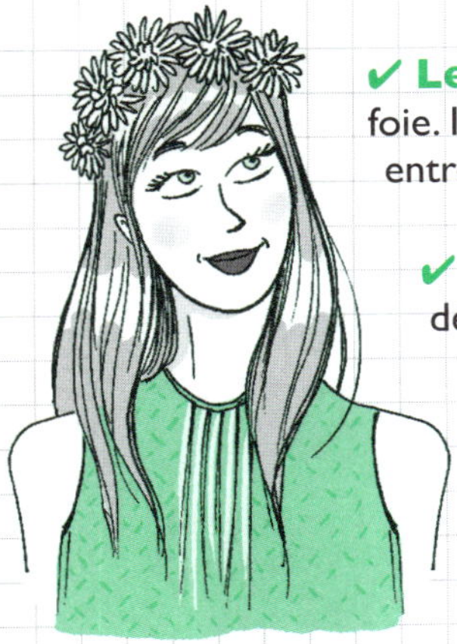

✔ **Le persil** désintoxique et stimule l'appétit et le fonctionnement du foie. Il est quatre fois plus riche en vitamine C que l'orange et contient, entre autres, du fer et du calcium. À ciseler et à parsemer à volonté !

✔ **Le romarin**, au parfum de garrigue, améliore la digestion, dégorge le foie et a des vertus carminatives. On l'utilise pour aromatiser les sauces, mais on le consomme aussi régulièrement en tisane (qu'elle soit fraîche ou séchée), lors de cures détox, pour son action hépatique.

✔ **La sauge**, dont on dit que c'est l'herbe sacrée qui sauve de tous les maux, stimule l'organisme et le système digestif, et est conseillée en cas de fatigue.

✔ **Le thym**, même s'il se décline en plusieurs variétés, a d'importantes propriétés antibactériennes. Il améliore les digestions difficiles et calme les toux et les bronchites.

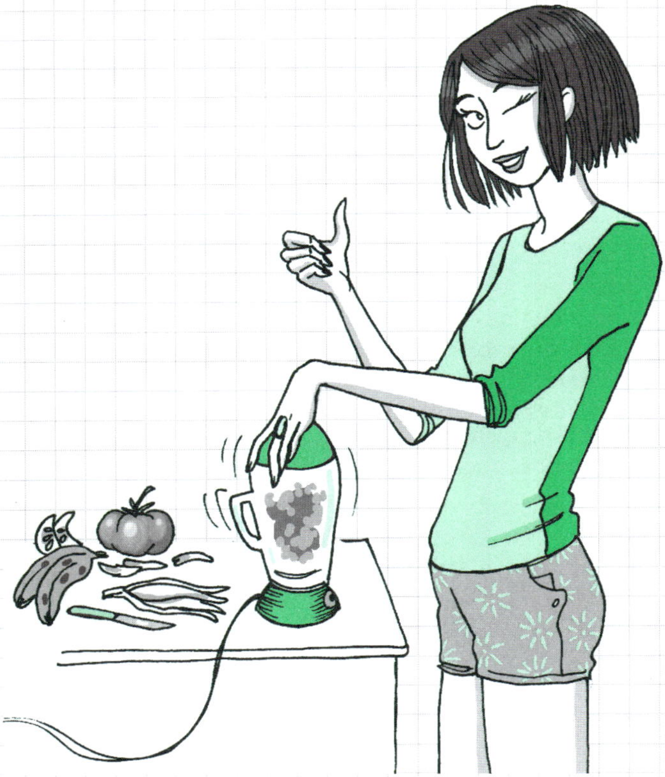

Chapitre 2

Au bonheur des jus

Leur consommation ne date pas d'hier : les Romains aromatisaient déjà leurs boissons à l'aide de fruits écrasés, de plantes odorantes, de fleurs ou de miel… Les jus de légumes, à la fois détoxicants et reminéralisants, sont de véritables eaux vitalisantes ! Débarrassés des fibres gênantes pour les intestins sensibles, ils sont assimilés à presque 100 % : une véritable « perfusion » de nutriments, d'oxygène et de chlorophylle ! Une sorte de fast-food au naturel à inviter aussi souvent que possible à sa table (au moins un verre par jour), à condition de choisir des légumes frais et de boire le jus dans les 20 minutes qui suivent sa confection.

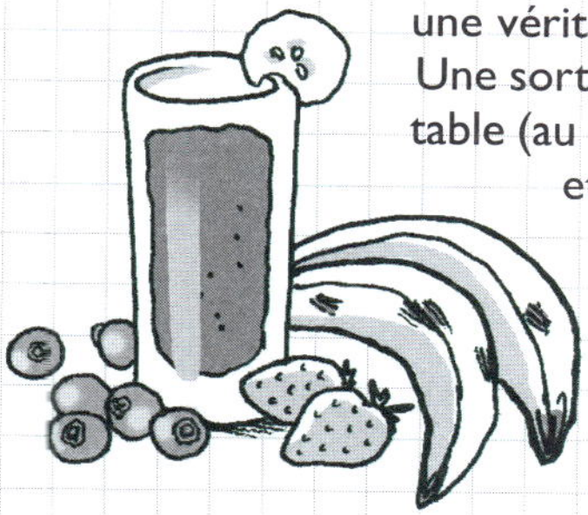

Leurs déclinaisons sont nombreuses – jus, smoothies, soupes froides –, mais l'objectif reste le même : augmenter notre consommation de fruits et légumes (en particulier verts et crus), et faciliter leur assimilation. Régalez-vous !

L'Energy Soup

Revitalisante, cette soupe énergétique créée par le Dr Ann Wigmore, une pionnière de l'alimention vivante, se compose de plusieurs ingrédients mixés ensemble :

- De l'eau (ou du Rejuvelac, une eau provenant de la fermentation légère de blé germé et destinée à prévenir l'oxydation et à apporter des vitamines B), ainsi que des algues.
- Des fruits non sucrés (comme la tomate ou la courge).
- Un fruit doux (comme la poire ou le kaki).
- Du céleri (pour le sel et le potassium).
- Des verdures et une grosse poignée de graines germées.
- De l'avocat (ou de la banane, des graines de sésame ou de tournesol) pour épaissir la texture.
- Un fruit râpé ou des morceaux de légumes frais, à ajouter après avoir mixé la soupe.

Le Dr Wigmore conseillait de mixer tous ces aliments de façon à ce que leurs nutriments et enzymes soient faciles à assimiler. Elle proposait d'y ajouter, en fin de mixage, une grosse poignée de graines germées – comme l'alfalfa par exemple – pour en augmenter encore le potentiel revitalisant. Pour aller plus loin, lisez *Les Incroyables Vertus des smoothies verts*, de Colette Hervé-Pairain et Nadège Pairain, aux éditions Jouvence.

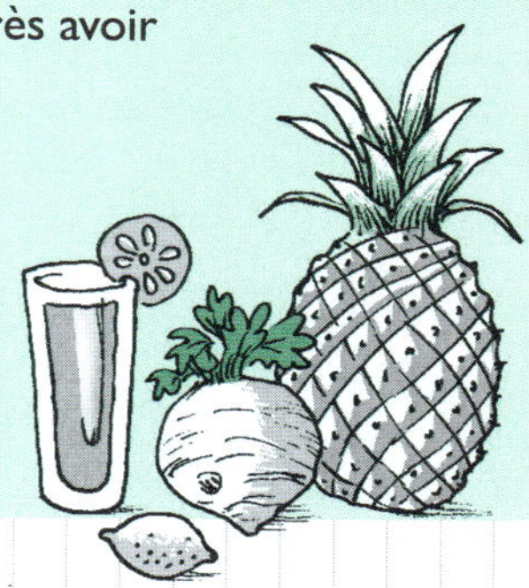

À tester : le petit déjeuner liquide !

L'idée est de remplacer le traditionnel « café-croissant-pain beurré » par un smoothie détox, aux saveurs plus ou moins exotiques. En fonction de la saison, de vos goûts et des ingrédients utilisés, vous allez profiter des différents apports « santé » de ces (bonnes) matières grasses végétales, des fruits et des légumes mixés. Mmmh, un délice !

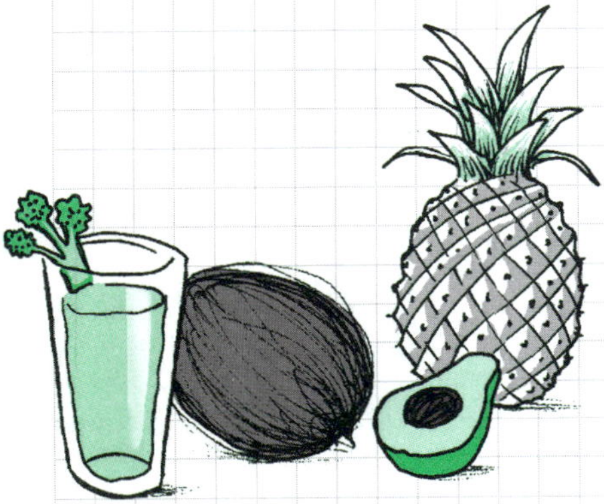

Quelques mélanges détonnants

2 dl d'eau de coco + ½ avocat + 150 g d'ananas frais + 150 g de mangue.

2 dl de lait d'amandes + 2 c. à s. de purée d'amandes + 1 c. à c. de cacao.

2 dl d'eau de coco + ½ avocat + 2 c. à s. de noix de cajou + 200 g de pousses d'épinards.

2 dl d'eau de coco + 4 noix de cajou + 1 banane + 1 papaye + ½ jus de citron vert.

2 dl de lait de riz + 1 c. à s. de purée d'amandes + 1 banane + 1 poignée de framboises (fraîches ou surgelées).

Jus ou smoothies ?

Les jus sont obtenus en extrayant le liquide des fruits ou légumes dont on a éliminé les fibres. **Dans les smoothies**, les fibres sont conservées et mixées avec l'ensemble des ingrédients. Le travail du système digestif est alors réduit au minimum, tout en permettant un apport maximum de nutriments faciles à assimiler. Nous avons besoin de fibres pour assurer le bon fonctionnement de nos intestins, mais aussi parce qu'elles permettent de réguler le taux de sucre dans l'organisme et de prévenir le taux de cholestérol. Cependant, certains intestins fragiles tolèrent mal les fibres. Les jus, sans fibres, vont apporter à l'organisme un maximum de nutriments, et renforcer peu à peu les capacités d'assimilation. Puis, après une période variable selon les individus, les intestins arriveront à nouveau à tolérer un apport de fibres broyées, comme elles le sont dans les smoothies.

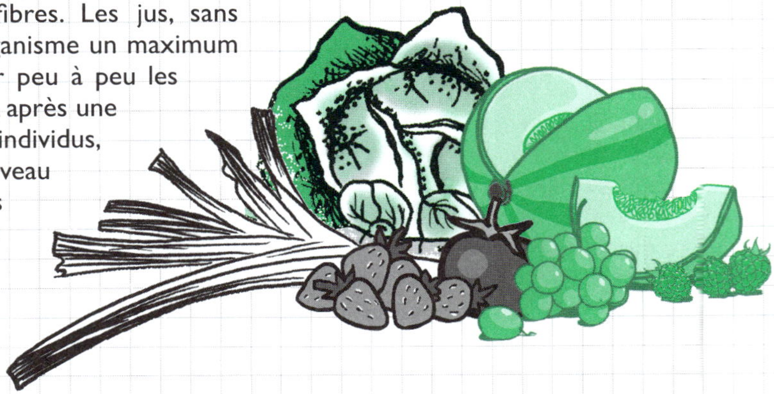

Recettes de cocktails santé à savourer

Dans les vergers : 1 poire + ½ pomme + ½ bouquet de cresson lavé et essoré + 20 cl d'eau + une pointe de curcuma.

Coup de soleil : ½ mangue + 2 abricots + 2 dl de lait de coco + 1 c. à c. de pollen frais.

Jus tout vert : 1 pomme + 1 fenouil + 1 branche de persil + ½ concombre + 1 pincée de cannelle.

Top green : 1 pomme + 1 céleri-branche + 1 poignée d'épinards + 1 morceau de gingembre frais (1 cm) + 1 branche de persil.

Classic : 2 dl de jus de pomme + 1 carotte + basilic + gingembre + quelques gouttes de jus de citron.

Rosée rouge : ½ betterave + ½ ananas + 1 mangue + 1 morceau de gingembre + 1 c. à s. d'eau de rose.

Paris-Tropiques : ½ mangue ou 1 banane + 1 poignée de pousses d'épinards + 4 feuilles de basilic + 2 dl d'eau de coco.

Jus de printemps : ½ concombre + 1 branche de céleri + ½ fenouil + 1 poignée de pissenlit + 1 morceau de gingembre frais + 2 branches de menthe fraîche (+ ½ gousse d'ail pour ceux qui aiment).

Smoothie vitalité : 1 banane + ½ mangue + 1 poignée de romaine + 400 ml d'eau + 1 c. à c. de spiruline en poudre.

Effet fraîcheur : 6 fraises + 1 poignée de romaine + 5 feuilles de menthe + 2 dl d'eau de coco.

Coup de frais : 1 banane + 1 poignée de myrtilles (fraîches ou surgelées) + 1 poignée de mâche + 4 feuilles de menthe + 3 dl d'eau de coco.

Cocktail vitalité : 1 pêche (épluchée) + 2 c. à s. de cassis + 1 branche de persil + 2 dl d'eau de coco.

Mariage mixte : 1 mangue + 1 poignée de framboises + 3 fanes de carotte + 3 feuilles de basilic + 3 dl d'eau.

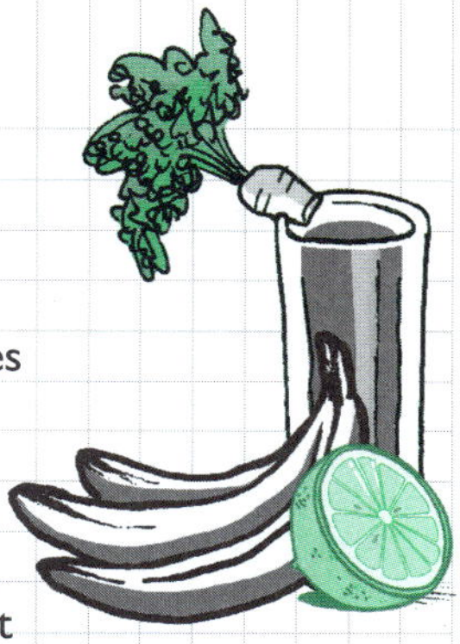

Sous haute protection : 10 mûres + 1 poire + 1 poignée de jeunes pousses d'épinards + 4 dl d'eau.

Effet bœuf : 3 figues + 1 poire + ¼ chou vert (sans la côte centrale) + 4 dl d'eau.

Sensation automnale : 1 grappe de raisin noir + 5 prunes rouges dénoyautées + des fanes de betterave + 1 poignée de graines germées (alfalfa) + 2 dl d'eau.

Été indien : 1 pomme + 2 clémentines + 2 branches de persil + 1 poignée d'épinards + 2 dl d'eau.

Hors-cadre : 1 ou 2 kakis (en fonction de leur taille) + 1 petite grappe de raisin blanc + 1 branche de persil + 2 dl d'eau + un peu de muscade râpée.

Par les chemins : 1 banane + 1 poire + 1 poignée d'orties + 1 pincée de cannelle + 3 dl d'eau de coco.

Source bleue : ½ céleri + 1 poire + ½ poignée d'épinards + ½ poignée de cresson + ½ c. à c. de klamath (algue d'eau douce de couleur bleue, qui favorise l'équilibre psychique).

Rouge, c'est rouge : ¼ concombre + ½ fenouil + 1 poire + 1 poignée de framboises + ¼ poivron rouge + 2 dl d'eau.

Le jus d'herbe de blé ou d'orge

L'essayer, c'est l'adopter ! Ce « super aliment » accroît puissamment la vitalité, aide le corps à se régénérer tout en augmentant sa capacité à se défendre contre les maladies. Et ça se sent ! Outre ses richesses en vitamines, minéraux et oligoéléments, c'est principalement de par sa haute teneur en chlorophylle que le jus d'herbe est si bénéfique, nous donnant une énergie exceptionnelle. En revanche, vous habituerez votre corps par palier (un jour sur trois, puis sur deux, puis tous les jours) afin d'éviter toute sensation de nausée. On trouve le jus d'herbe de blé en poudre ou frais. On peut également le faire soi-même à partir de jeunes pousses et d'herbe de blé.

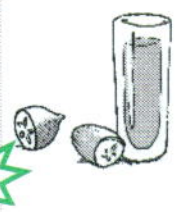

Les bienfaits des jus frais : démêlez le vrai du faux !

Les jus frais sont d'incroyables aliments santé, faciles à réaliser et délicieux à savourer. Mais les connaissez-vous aussi bien que vous le pensez ?

Les jus de fruits et de légumes sont des remèdes, il ne faut pas en abuser.

☐ VRAI ☐ FAUX

Vrai. En même temps, en abuser signifierait consommer 1 kilo de légumes/fruits crus pressés par jour.

Je peux déjà commencer par boire des jus de tomate !

☐ VRAI ☐ FAUX

Faux. D'abord parce que les tomates sont relativement acides, ensuite parce qu'elles ne sont pas bien supportées par tout le monde.

Les jus doivent se boire tels quels.

☐ VRAI ☐ FAUX

Faux. On peut les allonger d'eau gazeuse en été ou d'eau tiède en hiver pour en faire des soupes crues !

Les jus santé se boivent à jeun.

☐ VRAI ☐ FAUX

Vrai. C'est l'idéal pour profiter de toutes leurs vertus sans qu'une attente au niveau de la digestion ne ralentisse l'arrivée de leurs enzymes dans le corps. Mais si vous n'êtes pas à jeun, ce n'est pas non plus une raison pour vous en priver !

Certaines personnes supportent moins bien les jus que d'autres.

☐ VRAI ☐ FAUX

Vrai. Vous pouvez trouver certains jus plus digestes que d'autres. À vous d'expérimenter et de vous fier à votre ressenti.

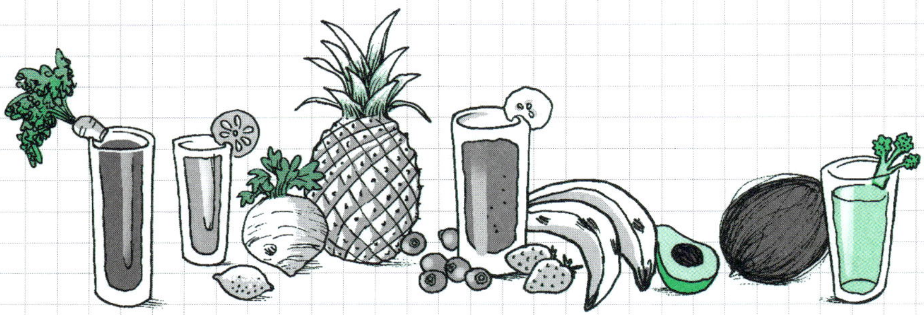

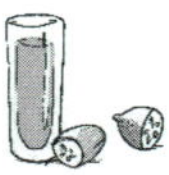

Recettes de cocktails santé à savourer

Dans les vergers : 1 poire + ½ pomme + ½ bouquet de cresson lavé et essoré + 20 cl d'eau + une pointe de curcuma.

Coup de soleil : ½ mangue + 2 abricots + 2 dl de lait de coco + 1 c. à c. de pollen frais.

Jus tout vert : 1 pomme + 1 fenouil + 1 branche de persil + ½ concombre + 1 pincée de cannelle.

Top green : 1 pomme + 1 céleri-branche + 1 poignée d'épinards + 1 morceau de gingembre frais (1 cm) + 1 branche de persil.

Classic : 2 dl de jus de pomme + 1 carotte + basilic + gingembre + quelques gouttes de jus de citron.

Rosée rouge : ½ betterave + ½ ananas + 1 mangue + 1 morceau de gingembre + 1 c. à s. d'eau de rose.

Paris-Tropiques : ½ mangue ou 1 banane + 1 poignée de pousses d'épinards + 4 feuilles de basilic + 2 dl d'eau de coco.

Jus de printemps : ½ concombre + 1 branche de céleri + ½ fenouil + 1 poignée de pissenlit + 1 morceau de gingembre frais + 2 branches de menthe fraîche (+ ½ gousse d'ail pour ceux qui aiment).

Smoothie vitalité : 1 banane + ½ mangue + 1 poignée de romaine + 400 ml d'eau + 1 c. à c. de spiruline en poudre.

Effet fraîcheur : 6 fraises + 1 poignée de romaine + 5 feuilles de menthe + 2 dl d'eau de coco.

Coup de frais : 1 banane + 1 poignée de myrtilles (fraîches ou surgelées) + 1 poignée de mâche + 4 feuilles de menthe + 3 dl d'eau de coco.

Cocktail vitalité : 1 pêche (épluchée) + 2 c. à s. de cassis + 1 branche de persil + 2 dl d'eau de coco.

Mariage mixte : 1 mangue + 1 poignée de framboises + 3 fanes de carotte + 3 feuilles de basilic + 3 dl d'eau.

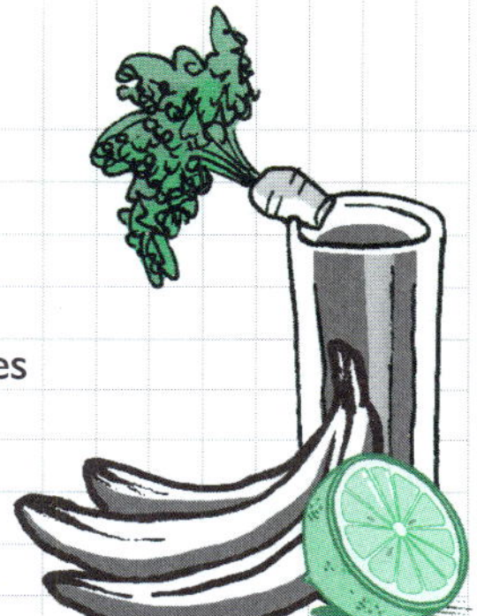

Sous haute protection : 10 mûres + 1 poire + 1 poignée de jeunes pousses d'épinards + 4 dl d'eau.

Effet bœuf : 3 figues + 1 poire + ¼ chou vert (sans la côte centrale) + 4 dl d'eau.

Sensation automnale : 1 grappe de raisin noir + 5 prunes rouges dénoyautées + des fanes de betterave + 1 poignée de graines germées (alfalfa) + 2 dl d'eau.

Été indien : 1 pomme + 2 clémentines + 2 branches de persil + 1 poignée d'épinards + 2 dl d'eau.

Hors-cadre : 1 ou 2 kakis (en fonction de leur taille) + 1 petite grappe de raisin blanc + 1 branche de persil + 2 dl d'eau + un peu de muscade râpée.

Par les chemins : 1 banane + 1 poire + 1 poignée d'orties + 1 pincée de cannelle + 3 dl d'eau de coco.

Source bleue : ½ céleri + 1 poire + ½ poignée d'épinards + ½ poignée de cresson + ½ c. à c. de klamath (algue d'eau douce de couleur bleue, qui favorise l'équilibre psychique).

Rouge, c'est rouge : ¼ concombre + ½ fenouil + 1 poire + 1 poignée de framboises + ¼ poivron rouge + 2 dl d'eau.

Le jus d'herbe de blé ou d'orge

L'essayer, c'est l'adopter ! Ce « super aliment » accroît puissamment la vitalité, aide le corps à se régénérer tout en augmentant sa capacité à se défendre contre les maladies. Et ça se sent ! Outre ses richesses en vitamines, minéraux et oligoéléments, c'est principalement de par sa haute teneur en chlorophylle que le jus d'herbe est si bénéfique, nous donnant une énergie exceptionnelle. En revanche, vous habituerez votre corps par palier (un jour sur trois, puis sur deux, puis tous les jours) afin d'éviter toute sensation de nausée. On trouve le jus d'herbe de blé en poudre ou frais. On peut également le faire soi-même à partir de jeunes pousses et d'herbe de blé.

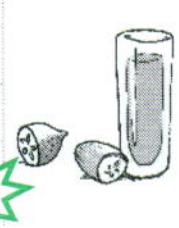

Les bienfaits des jus frais : démêlez le vrai du faux !

Les jus frais sont d'incroyables aliments santé, faciles à réaliser et délicieux à savourer. Mais les connaissez-vous aussi bien que vous le pensez ?

Les jus de fruits et de légumes sont des remèdes, il ne faut pas en abuser.

☐ VRAI ☐ FAUX

Vrai. En même temps, en abuser signifierait consommer 1 kilo de légumes/fruits crus pressés par jour.

Je peux déjà commencer par boire des jus de tomate !

☐ VRAI ☐ FAUX

Faux. D'abord parce que les tomates sont relativement acides, ensuite parce qu'elles ne sont pas bien supportées par tout le monde.

Les jus doivent se boire tels quels.

☐ VRAI ☐ FAUX

Faux. On peut les allonger d'eau gazeuse en été ou d'eau tiède en hiver pour en faire des soupes crues !

Les jus santé se boivent à jeun.

☐ VRAI ☐ FAUX

Vrai. C'est l'idéal pour profiter de toutes leurs vertus sans qu'une attente au niveau de la digestion ne ralentisse l'arrivée de leurs enzymes dans le corps. Mais si vous n'êtes pas à jeun, ce n'est pas non plus une raison pour vous en priver !

Certaines personnes supportent moins bien les jus que d'autres.

☐ VRAI ☐ FAUX

Vrai. Vous pouvez trouver certains jus plus digestes que d'autres. À vous d'expérimenter et de vous fier à votre ressenti.

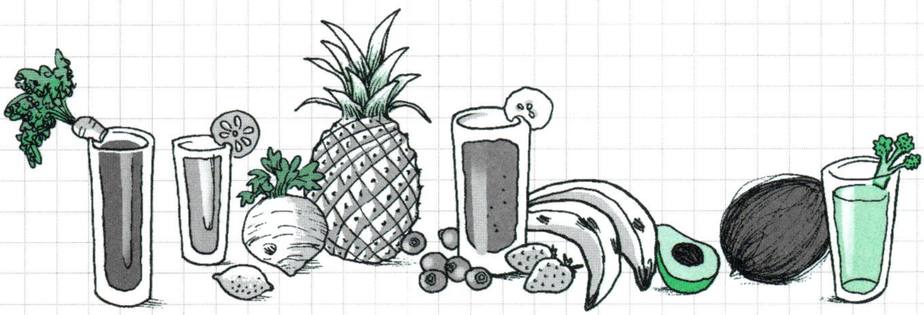

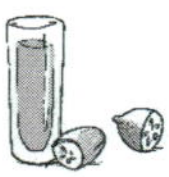

Chapitre 3

Mon programme détox de 1 à 7 jours

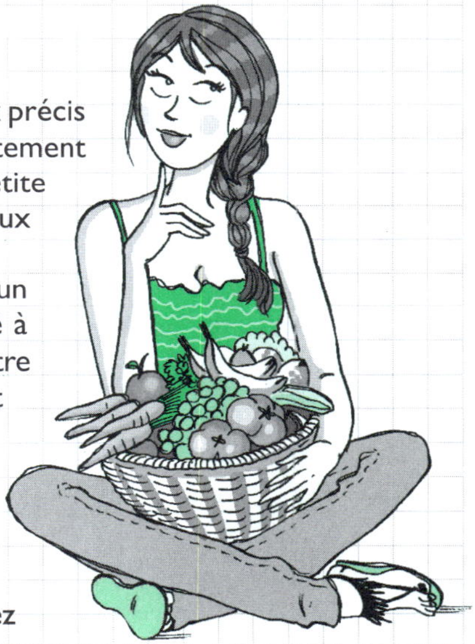

Il est temps de passer à l'action avec des programmes détox précis et rigoureux ! Il s'agit désormais de vous lancer concrètement dans les travaux pratiques. Votre corps mérite bien une petite pause santé, après toutes ces années de bons et loyaux services !

Une cure détox constitue un objectif simple à atteindre (un jour ou un week-end), et doit rester un moment privilégié à inviter avec régularité. Vous pouvez suivre ces cures à la lettre ou improviser en fonction de vos envies et de vos idées, tout en respectant les règles du jeu de la détox. En effet, pour qu'une cure détox soit réussie, autant garder le cap durant le temps imparti et éviter les écarts qui peuvent mettre à mal tous les efforts auxquels vous avez consentis… Une fois que vous aurez entamé votre programme, en ayant choisi l'une des 3 cures que nous vous proposons, restez attentif aux premiers signes de bien-être retrouvés et gardez en tête les côtés positifs, même si parfois vous avez envie de craquer pour une entrecôte de bœuf ou un tiramisu ! Si vous commencez à considérer les règles du jeu comme trop contraignantes, et si vous avez l'impression de les subir, mieux vaut vous arrêter et remettre votre projet détox, lorsque vous vous sentirez plus motivé et enthousiaste.

Prêt pour le grand nettoyage intérieur ? Petit à petit, vous allez sentir un regain d'énergie, surtout en début et en fin de journée. Dans vos activités, vous aurez l'esprit vif, alerte et efficace. Votre bonne mine et votre vitalité vont faire des envieux ! La nuit, vous dormirez de mieux en mieux, et vous vous réveillerez moins souvent. Votre silhouette va se remodeler en douceur, sans que vous ayez le sentiment de faire de grands efforts, et surtout sans risque d'effet yoyo. Vous vous sentirez plus joyeux, léger, et dynamisé, et n'aurez finalement qu'une seule envie : refaire une détox !

> Avant d'atteindre une telle plénitude, vous pourrez être confronté à de petits problèmes sans gravité : quelques maux de tête ou une sensation légèrement nauséeuse. Ne vous inquiétez pas, ils ne vont pas durer et sont juste le signe que votre corps élimine ses toxines.

Menu détox sur 1 jour

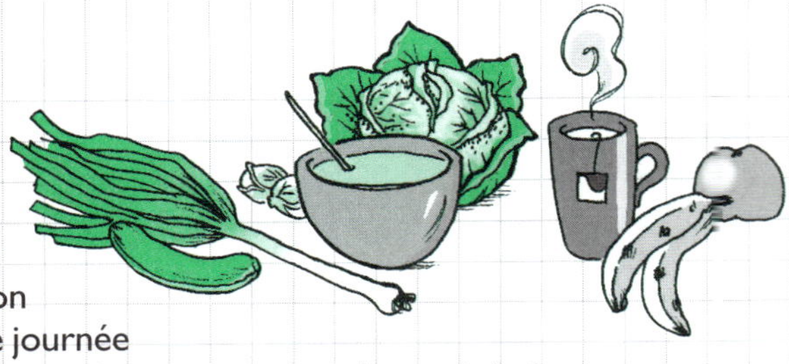

Une journée seulement dans votre planning pour mettre votre corps au repos ? Nulle raison de culpabiliser, au contraire ! Pour le corps, une journée de repos est déjà très bénéfique : il a ainsi le temps de se ressourcer, de se régénérer et d'utiliser l'énergie retrouvée afin d'optimiser sa santé. Le tout sans effort disproportionné ! Cela vous donnera envie de recommencer, voire de prolonger un peu la durée d'une prochaine cure détox… Pour en profiter pleinement, c'est le moment de vous créer une bulle : paressez chez vous, sous la couette, sans aucune contrainte. Et ne pensez qu'à votre bien-être !

Au programme

→ **Au réveil**, prenez 1 grand verre d'eau tiède avec 1 goutte d'huile essentielle de citron. Puis 1 thé vert au jasmin et un assortiment de 2 ou 3 fruits frais en fonction de votre appétit : banane, poire, pêche et/ou abricot bien mûrs selon la saison.

→ **À midi**, préparez-vous 1 soupe de légumes (poireaux, courgettes, choux divers, orties), et 1 assiette de légumes verts cuits (haricots verts, salade cuite, fenouil) arrosés de 1 cuillerée à café d'huile d'olive.

→ **En cours de journée**, si vous avez envie d'une boisson chaude, prenez 1 infusion de gingembre ou de menthe ou bien de la chicorée, qui stimulent l'organisme mais ne contiennent pas de caféine.

→ **Le soir**, composez votre menu de 1 bouillon de légumes et de 1 salade verte. Agrémentez-la des germes de soja blanchis, de concombre, de radis en lamelles, de fenouil émincé et de persil. Le tout assaisonné avec du jus de citron, de la moutarde et une huile riche en oméga-3 (comme l'huile de colza, de noix ou de cameline). Autre idée de salade : 1 salade d'endive, de raisins noirs et blancs, avec quelques cerneaux de noix, voire quelques quartiers d'orange pelés à vif.
Sirotez enfin 1 tisane (fenouil, anis…) avant de vous coucher tôt (vers 22 heures). Vous vous lèverez en pleine forme le lendemain matin !

Une posture de yoga relaxante

La « posture de l'enfant », un grand classique du yoga, vous aidera à vous apaiser et à reprendre contact en douceur avec votre corps.
Asseyez-vous par terre à genoux, sur vos talons, en inspirant et en expirant lentement.
Penchez-vous lentement en avant, de manière à poser votre tête sur le sol (vous pouvez placer un oreiller sous votre tête si vous préférez). Tournez la tête vers la gauche.
Détendez-vous, les bras le long du corps. Continuez à respirer profondément, car c'est la respiration qui aidera vos organes à entamer le processus de détoxication. Restez dans cette position aussi longtemps qu'elle vous semblera confortable.
Puis retrouvez doucement votre position initiale.

Menu détox sur 3 jours

Les repas végétariens, sans laitage ni gluten, proposés pour cette cure vous permettront d'expérimenter une nouvelle manière de vous nourrir, tout en aidant votre corps à se détoxifier. Votre organisme va s'approvisionner en nombreux nutriments de qualité.
Une cure détox menée sur 3 jours renforce le système digestif : votre organisme sera mieux armé lorsqu'il sera confronté aux excès de la vie quotidienne (abus d'alcool, de sucre ou repas trop lourds…). Mais surtout, une détox de 3 jours peut effectuer un vrai nettoyage du corps en profondeur, permettant de ressentir une différence notable à la fin de la cure. Votre teint sera plus frais, votre esprit plus léger et vous vous glisserez plus facilement dans votre jean préféré… Impossible de résister !

Jour 1

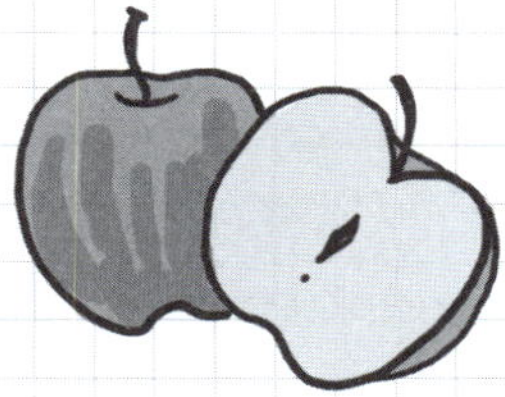

Au lever, buvez 1 jus de pomme-gingembre (si vous n'avez pas d'extracteur de jus, vous pouvez ajouter de la poudre de gingembre à un jus de pomme).

Au petit déjeuner, mélangez 1 banane écrasée + 1 yaourt au soja + 1 c. à c. d'huile de germe de blé + 1 c. à s. de pollen (au rayon surgelé des magasins bio) + 1 c. à s. de pignons + 350 g de fraises ou 3 tranches d'ananas. Non seulement vous vous régalerez, mais en plus, aucun risque d'avoir faim toute la matinée !

Vers 11 heures, dégustez 5 ou 6 dattes, et buvez 1 infusion de basilic et de menthe frais.

Au déjeuner, mangez des crudités variées assaisonnées avec 1 c. à c. d'huile d'olive + 1 c. à c. de tamari + 1 c. à c. de sésame + des aromates et du persil + 1 c. à s. de lécithine (elle se présente en poudre et s'achète en magasin bio). Poursuivez par des endives braisées au tofu fumé et assaisonnées de cumin. En accompagnement, vous prendrez 2 tranches de pain sans gluten (on le trouve en magasin bio sous forme de pain frais ou de biscotte, on peut également le remplacer par 2 biscottes de riz soufflé). Si vous avez encore faim, vous pourrez terminer le repas par 1 compote de pommes avec de la cannelle. Sirotez sans modération 1 infusion au basilic et à la menthe.

Au goûter, 2 pommes crues calmeront toute sensation de faim. Une infusion au basilic vous réchauffera.

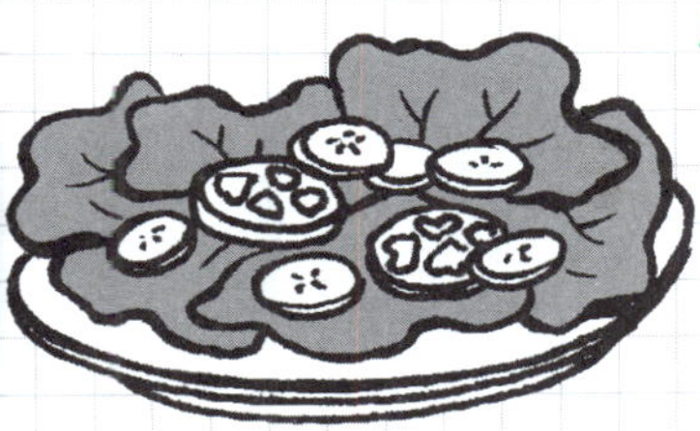

Au dîner, vous commencerez par 1 salade verte assaisonnée de ½ demi-jus de citron + 1 c. à s. d'huile de pépins de courge + 1 c. à c. de graines de tournesol, suivie de légumes mi-cuits (carottes, orties ou fenouil, céleri) assaisonnés avec du gomasio (un délicieux mélange de sésame grillé et de sel). En dessert, vous dégusterez 2 bananes cuites au four, puis boirez votre infusion au basilic.

Jour 2

Au lever, commencez la journée avec 1 jus de carotte agrémenté de quelques feuilles de persil et gouttes de citron.

Au petit déjeuner, faites cuire quelques minutes 4 c. à s. de flocons de riz ou de quinoa dans du lait d'amandes ou de coco + 1 c. à c. d'huile de germe de blé + 1 c. à c. de sirop d'agave. Sirotez 1 tasse de thé vert.

Vers 11 heures, dégustez 1 infusion de marjolaine ou d'anis avec 1 pomme ou 2 kiwis.

Au déjeuner, vous ferez le plein de crudités avec un ½ avocat accompagné de sauce sésame et basilic, suivi de 1 salade de chou-fleur cru + du radis noir râpé + des algues à saupoudrer + 1 c. à s. de graines germées + 2 c. à s. de lentilles roses cuites + 2 c. à s. d'huile de noix. En accompagnement, prenez 1 tranche de pain sans gluten, si possible grillé. Achevez votre repas par 1 compote de pommes ou de poires non sucrée.

Au goûter, 1 grappe de raisin ou ½ melon couperont toute sensation de faim, associés à 1 infusion de marjolaine ou d'anis.

Au dîner, vous commencerez le repas par 1 soupe exotique au potimarron. Pour 2 personnes, faites cuire ensemble 1 belle tranche de potimarron avec 1 petite boîte de lait de coco et 1 cm de gingembre frais recouverts de bouillon de légume, puis mixez. Saupoudrez de 2 c. à s. de feuilles de coriandre au moment de servir.
Continuez par 2 œufs pochés ou à la coque. En dessert, savourez 2 ou 3 tranches d'ananas frais bien mûr. Désaltérez-vous avec 1 infusion de marjolaine ou d'anis.

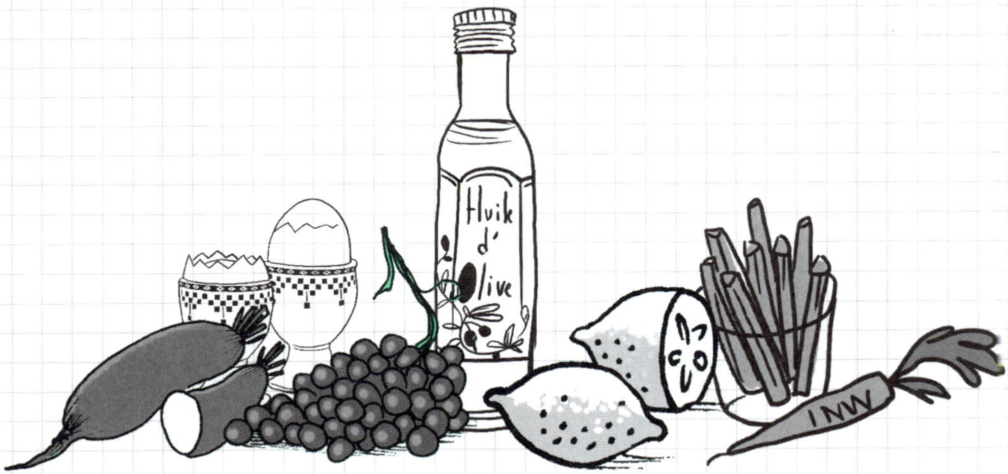

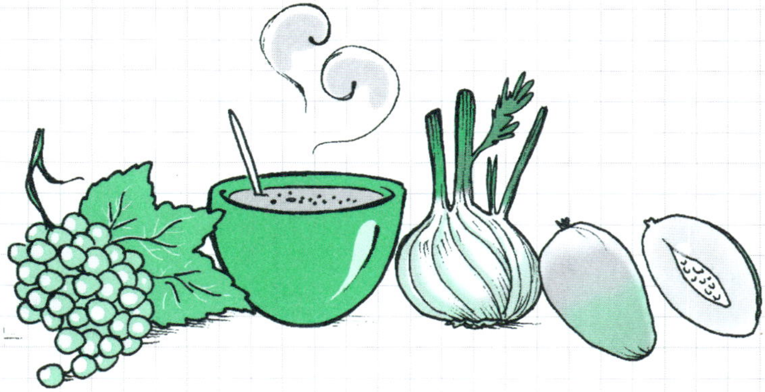

Jour 3

Au lever, prenez 1 grand verre d'eau tiède.

Au petit déjeuner, vous mangerez des fruits choisis en fonction de la saison : 2 pêches et 2 pommes, ou 2 belles grappes de raisin.

Vers 11 heures, savourez 1 infusion de réglisse et de badiane (en cas d'hypertension, vous ne prendrez que de la badiane).

Au déjeuner, les légumes détox seront à la fête avec 1 salade de pissenlit et/ou de mâche, + du navet râpé + du fenouil émincé + ½ avocat + du persil et de l'estragon + 1 c. à c. d'huile oméga-3 (de colza ou de noix, ou un mélange tout prêt en magasin bio) + 1 c. à c. d'huile de germes de blé + 100 g de pois chiches cuits + du gomasio et du jus de citron. Clôturez votre repas par 4 à 6 noix ou noisettes.

Au goûter, appréciez la saveur de 1 mangue, accompagnée de 1 infusion réglisse-badiane.

Au dîner, commencez par 1 gaspacho (éventuellement surgelé), vous mangerez des courgettes sautées au quinoa et au curry (pour 1 personne, faites revenir 1 courgette coupée en rondelles avec 1 gousse d'ail et 1 échalote, ajoutez 1 bol de quinoa déjà cuit et ½ c. à c. de curry). En dessert, vous pourrez tester quelques petits gâteaux à la farine de châtaigne, qui s'achètent tout prêts en magasin bio.

À la fin de cette cure détox, vous pourrez réintégrer en douceur les céréales contenant du gluten, puis le jour suivant les produits laitiers, et enfin les protéines animales. Conservez aussi longtemps que possible quelques aliments détox au quotidien, quel que soit votre mode alimentaire. Vous renforcerez ainsi votre système détoxifiant, qui sera alors en mesure de réagir les jours d'excès alimentaire.

Menu sur 7 jours

Éliminer ses toxines et purifier son corps en mangeant des plats alléchants, c'est possible ! Voici un programme sur 1 semaine qui vous permettra d'essayer de nouvelles combinaisons de repas et de saveur. Prêt à vous lancer dans une détox profonde ?

Jour 1

Au petit déjeuner, commencez par 1 jus de citron tiède à jeun. Vous mangerez ensuite 2 tranches de pain complet tartinées de purée d'amandes blanches et 1 yaourt de soja. Vous pourrez aussi boire 1 thé vert si vous le souhaitez.

La purée d'amandes blanches peut remplacer l'huile et le beurre, y compris sur les tartines le matin. Elle apporte des acides gras insaturés, des protéines, du calcium, du potassium et des vitamines A et E…

Au déjeuner : concoctez-vous 1 salade de pissenlit, de chicorée ou d'endive avec des graines germées comme l'alfalfa, puis préparez-vous du **quinoa aux légumes**.

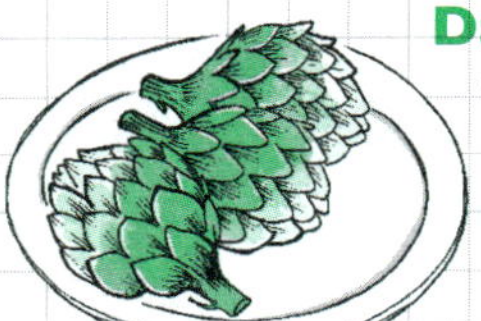

Dans l'après-midi, ce sera tisane détox à volonté (au romarin ou à la fleur d'oranger) + 1 fruit de saison.

Au dîner, les légumes sont à l'honneur avec 1 salade de fonds d'artichaut, des champignons sautés au tofu, puis 1 poire pochée à l'eau (avec un peu d'eau à la fleur d'oranger), et 1 tisane au fenouil ou à l'anis.

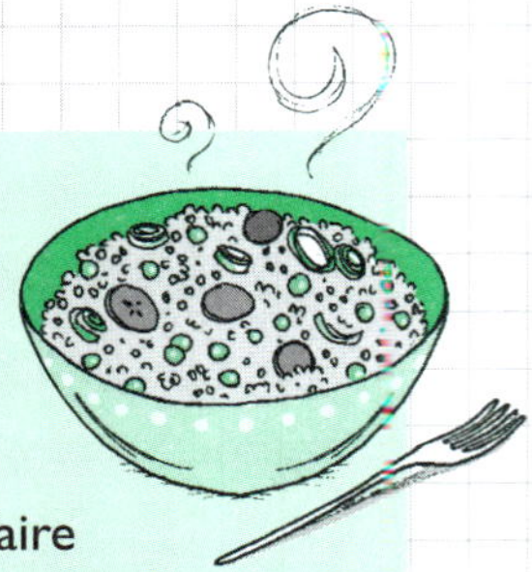

Quinoa aux légumes

Ingrédients pour 2 personnes : 60 g de quinoa, 50 g de carotte, 50 g de navet, 50 g de courgette, 50 g de poivron rouge, 1 c. à s. d'échalote hachée, 1 c. à s. de ciboulette ciselée, 1 c. à s. de coriandre ciselée (+ quelques feuilles pour la décoration), ½ c. à c. de sauce de soja, ½ c. à s. d'huile d'olive, sel.

Faites sauter le quinoa à sec afin qu'il ait un léger goût grillé avant de le faire cuire doucement à l'eau salée, juste recouvert, 10 minutes environ. Faites revenir 2 ou 3 minutes dans l'huile d'olive les légumes coupés en dés, ainsi que l'échalote (ils doivent être cuits à l'extérieur et presque crus à l'intérieur, façon wok), ajoutez le quinoa. Au moment de servir, parsemez de fines herbes et de sauce de soja, mélangez bien. Versez dans des ramequins, ajoutez quelques feuilles de coriandre, et servez.

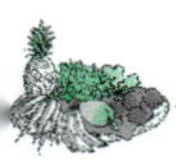

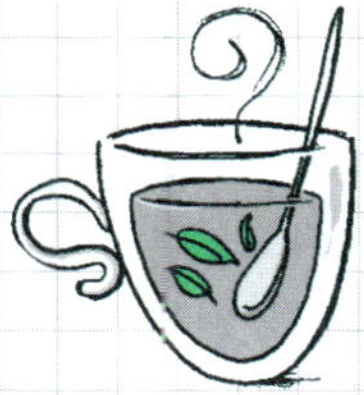

Jour 2

Au petit déjeuner, mélangez du muesli (sans gluten) avec 1 yaourt de soja et buvez 1 tisane de romarin.

A[illegible]uner, attablez-vous autour de 1 salade de concombre à la feta et au[illegible]secs, suivie de 1 morceau de poulet grillé servi avec 1 petit bol de riz complet.

Dans l'après-midi, tisane détox à volonté + 1 fruit.

Au dîner, dégustez 1 salade de pissenlit, de mâche ou d'endive, puis des **pommes de terre à la méridionale**. Finissez votre repas par 1 smoothie Paris-Tropiques (p. 37).

Pommes de terre à la méridionale

Ingrédients pour 2 personnes : 4 pommes de terre nouvelles, 2 petits oignons émincés, 1 bulbe de fenouil, 2 petites courgettes, 2 c. à s. de jus de citron, 4 gousses d'ail, 2 brins de romarin, basilic et coriandre frais hachés, 4 c. à s. d'huile d'olive.

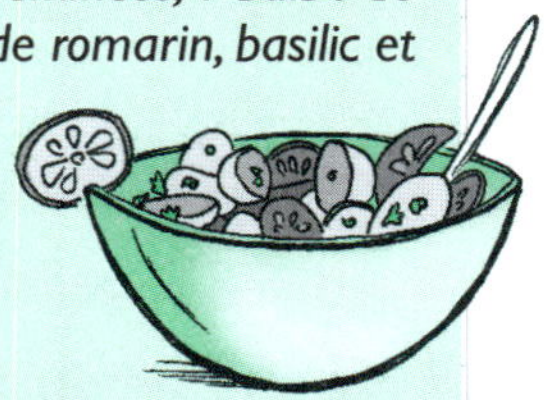

Faites bouillir les pommes de terre pendant 5 minutes. Mettez l'huile d'olive à chauffer dans une poêle et faites revenir les oignons, le fenouil coupé en fines lamelles et le romarin. Égouttez les pommes de terre et grillez-les à la poêle. Ajoutez l'ail et les courgettes coupées en rondelles. Laissez cuire pendant 10 minutes, le temps que les pommes de terre soient bien dorées. Enlevez du feu, ajoutez le filet de citron, le basilic et la coriandre. Ôtez le brin de romarin et servez aussitôt.

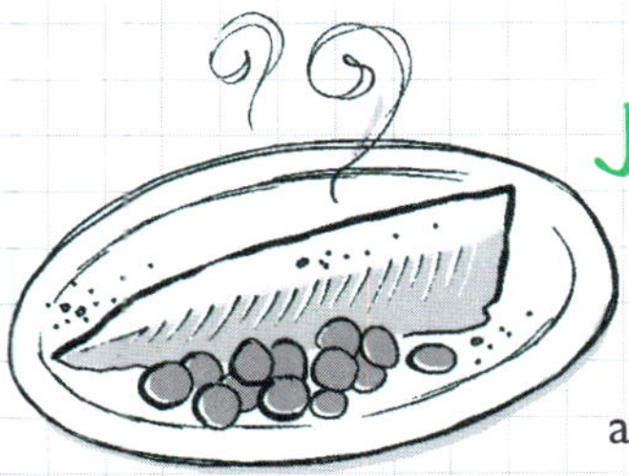

Jour 3

Au petit déjeuner, tartinez quelques tranches de pain sans gluten (ou des galettes de riz soufflé) avec de la confiture peu sucrée. Vous pouvez consommer également 1 compote de pommes, le tout accompagné d'une tisane détox au romarin ou à la fleur d'oranger.

Au déjeuner, vous débuterez le repas par 1 salade verte aux graines germées, suivie de 1 filet de poisson vapeur au gomasio et de carottes Vichy.

Dans l'après-midi, tisane détox à volonté + 1 fruit.

Au dîner, 1 salade d'endive aux pommes, aux noix et aux fines herbes sera suivie de **poivrons farcis**.

Poivrons farcis

Ingrédients pour 2 personnes : 2 poivrons rouges, 1 fromage de chèvre à pâte molle, 2 bols chinois de riz complet ou mi-complet déjà cuit, 1 laitue, 2 gousses d'ail émincées, basilic haché, graines de sésame fraîches ou grillées, huile d'olive.

Coupez les poivrons dans le sens de la longueur. Épépinez-les et placez-les sur la grille du four à 180 °C pendant 10 minutes pour les attendrir. Pendant ce temps, mélangez le fromage, le basilic, l'ail et le riz dans un saladier. Remplissez les poivrons à l'aide de ce mélange et arrosez d'huile d'olive. Mettez au four et laissez cuire encore 20 minutes. Saupoudrez de graines de sésame et servez avec la salade.

Jour 4

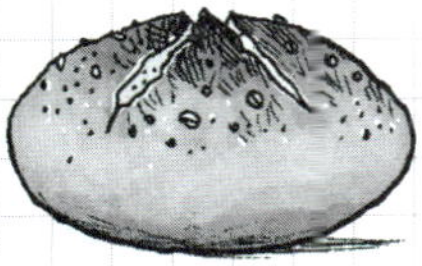

Au petit déjeuner, testez le porridge de flocons d'avoine au lait d'amandes agrémenté de 1 banane coupée en tranches, c'est délicieux ! Buvez 1 thé vert ou 1 tisane au choix.

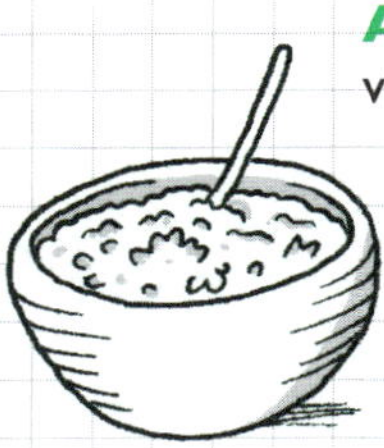

Au déjeuner, vous pourrez manger 1 ou 2 artichauts à la vinaigrette avec un peu de fromage de chèvre ou de brebis, et 1 tranche de pain complet grillé.

Dans l'après-midi, tisane détox à volonté + 1 fruit.

Au dîner, essayez la soupe d'ortie, ainsi que la **salade de pois chiches et de boulgour**. Vous dégusterez en dessert 1 mangue bien mûre.

Salade de pois chiches et de boulgour

Ingrédients pour 2 personnes : 50 g de pois chiches déjà cuits, 150 g de boulgour fin, 3 branches de persil, 10 radis, 2 carottes, gomasio, huile d'olive, huile de sésame, vinaigre de cidre.

Faites gonfler le boulgour dans deux fois son volume de bouillon de légumes très chaud. Mélangez avec les pois chiches préalablement rincés. Ajoutez 2 c. à s. de persil haché, les radis émincés, les carottes nouvelles râpées. Assaisonnez avec du gomasio, 2 c. à s. d'huile d'olive, 2 c. à c. d'huile de sésame et 1 c. à c. de vinaigre de cidre. Servez avec une salade verte.

Jour 5

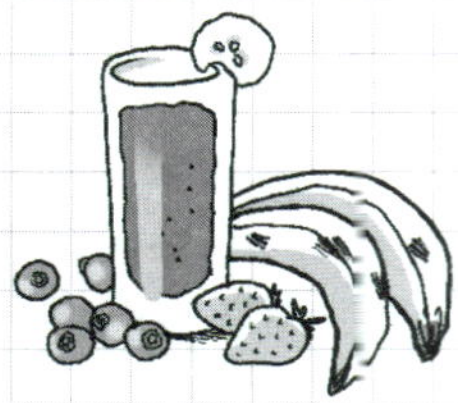

Au petit déjeuner, tartinez 1 ou 2 tranches de pain aux céréales avec de la confiture peu sucrée, accompagné de 1 yaourt de soja, et 1 tasse de thé vert.

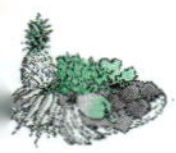

Au déjeuner, vous dégusterez en entrée des poireaux à la vinaigrette, puis 1 **brochette aux ananas et crevettes**, suivie de 1 compote de pommes parsemée de 1 c. à c. de gingembre confit haché (pour lui donner davantage de saveur).

Dans l'après-midi, tisane détox de romarin ou de fleur d'oranger à volonté + 1 fruit.

Au dîner, pas de recette compliquée, mais le plein de vitalité avec des carottes râpées, du gratin de chou-fleur, et 1 smoothie « coup de frais » (voir p. 37).

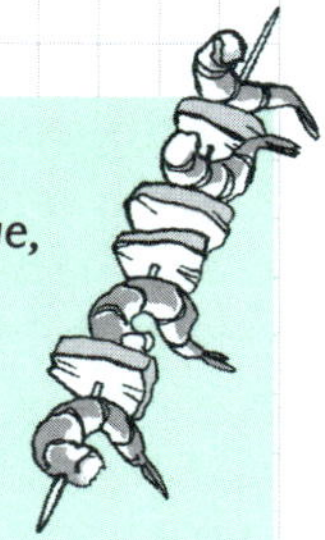

Brochette aux ananas et crevettes

Ingrédients pour 2 personnes : 500 g de grosses crevettes roses, ½ ananas, ½ mangue, 1 petite laitue feuille de chêne, 1 c. à s. de vinaigre de Xerès, 3 c. à s. d'huile d'olive, graines de carvi, sel, poivre.

Coupez l'ananas en dés de 2 cm de côté. Décortiquez les crevettes. Préparez les brochettes en alternant morceaux d'ananas et crevettes. Passez-les au gril ou faites-les cuire à la poêle pendant 3 ou 4 minutes. Faites une vinaigrette et assaisonnez la salade. Pelez la mangue et coupez-la en fines lamelles que vous ajouterez à la salade. Disposez celle-ci sur les assiettes et déposez par-dessus les brochettes. Servez aussitôt.

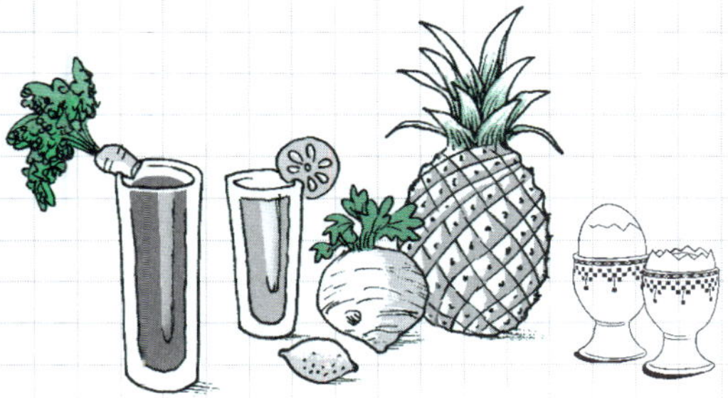

Jour 6

Au petit déjeuner, choisissez votre smoothie aux fruits préféré + 1 tisane détox au romarin ou à la fleur d'oranger.

Au déjeuner, prenez 1 salade de chou blanc, suivie de 1 **lotte aux noix** avec sa purée de céleri.

Dans l'après-midi, tisane détox au romarin ou à la fleur d'oranger à volonté + 1 fruit.

Au dîner, vous mangerez des asperges et 1 ou 2 œufs à la coque, puis 1 pomme au four. Vous pourrez siroter 1 tisane au choix.

Lotte aux noix

Pour 2 personnes : 1 beau morceau de lotte, 4 c. à s. de noix pilées, 60 cl de bouillon de légumes, 1 poivron rouge, 1 botte de petits oignons émincés, 10 gousses d'ail, persil haché, jus de citron, 4 c. à s. d'huile d'olive (ou de noix), poivre.

Faites frire les oignons et l'ail dans l'huile d'olive (ou de noix) jusqu'à ce qu'ils deviennent translucides, poivrez. Ajoutez les morceaux de poisson et les dés de poivron rouge. Laissez cuire 5 minutes, puis versez les morceaux de noix et le bouillon. Laissez mijoter 5 minutes. Saupoudrez le plat de persil haché et arrosez de jus de citron avant de servir.

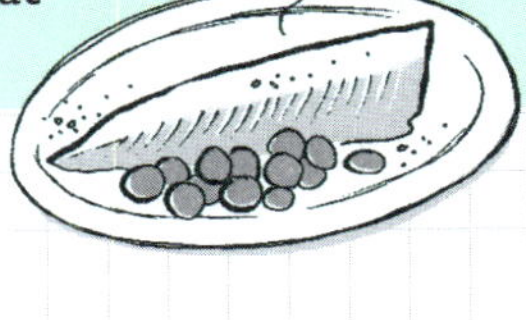

Jour 7

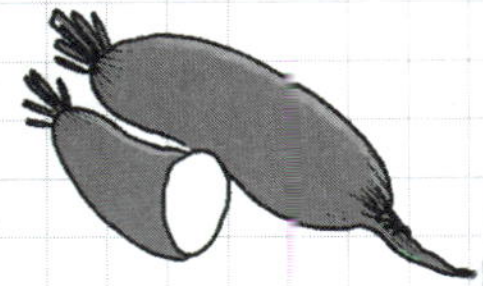

Au petit déjeuner, essayez la célèbre **crème Budwig**, accompagnée de thé vert.

Au déjeuner, profitez des bienfaits de la mer avec 1 avocat au crabe, puis 1 plat de poisson grillé sur un lit de fenouil.

Dans l'après-midi, tisane détox au romarin ou à la fleur d'oranger à volonté + 1 fruit.

Au dîner, 1 jus de carotte-gingembre vous ouvrira l'appétit. Préparez-vous ensuite ces sardines à l'huile et au citron, accompagnées de 1 salade de radis noir râpé et de 1 tranche de pain complet grillé.

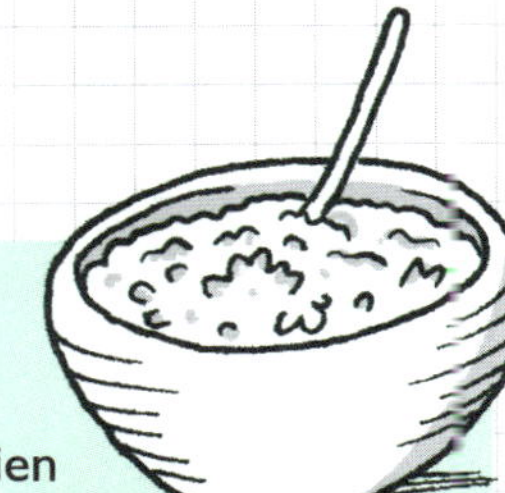

Crème Budwig

Dans un moulin à café, moulinez 1 c. à c. de graines de lin (ou de tournesol ou de courge), avec 2 c. à c. de sarrasin ou de quinoa (ou bien 4 c. à s. de graines germées de tournesol, cresson, luzerne, fenouil ou bien fenugrec, nettement plus digestes). Écrasez 1 banane à la fourchette. Mélangez le tout avec 1 yaourt de soja non sucré (ou 1 yaourt de type K-Philus), 1 c. à c. d'amandes et/ou de noisettes hachées, 1 fruit cru coupé en morceaux (pomme, poire, pêche bien mûre), et éventuellement 2 c. à c. de pollen frais. Ajoutez quelques gouttes de jus de citron et ½ c. à c. d'huile de colza. On peut ajouter pour le goût un peu de poudre de cannelle, d'anis vert, de cardamome ou de vanille…

Lassé de votre tisane détox ? Faites-en un granité !

Disposez la tisane refroidie dans un grand plat rectangulaire au congélateur, laissez le liquide geler en cassant régulièrement la surface avec une fourchette. Consommez-la ensuite comme un sorbet.
Autre solution : figez-la en gelée ! Diluez votre tisane chaude avec 1 c. à c. de miel et un peu d'agar-agar, laissez prendre au frais, puis découpez la texture en petits cubes comme une pâte de tisane à faire fondre en bouche.
Vous pouvez aussi faire mousser votre tisane bien concentrée comme une limonade, en la coupant avec de l'eau pétillante.

Prudence avec les associations

Les mauvaises associations alimentaires épuisent notre système digestif et notre vitalité. Par exemple, la consommation régulière de fruits crus (sauf la pomme, la poire et la banane) en fin de repas en perturbe la digestion. La prise d'aliments acides lors d'un repas composé de céréales (pamplemousse en entrée suivi d'un plat de riz, ou salade vinaigrée + pommes de terre ou pâtes…) aura les mêmes effets. Le mieux est de consommer les protéines dites « fortes » (viandes, poissons, œufs, fruits de mer, fromages) avec des légumes et non avec des amidons comme le pain, les pâtes, et autres céréales à gluten.

Chapitre 4

Et si je faisais une monodiète... ou un jeûne ?

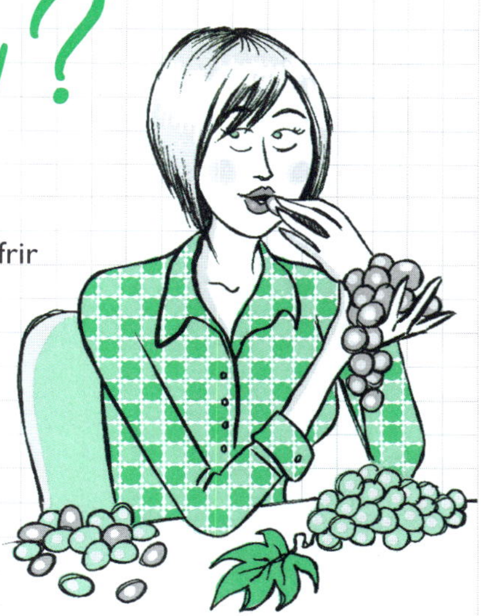

Il est également possible, pour optimiser une détox, d'offrir à son corps un temps diététique où l'on va simplifier les repas au maximum, voire les supprimer ! Le temps du jeûne est un bon moyen de lâcher prise et de faire le ménage en soi, et autour de soi...

Monodiète : la détox puissance 3

Une monodiète, pour quoi faire ?

Temps de repos métabolique, de purification et de revitalisation biologiques, ces cures sont un gage peu couteux de bonne santé. Le principe d'une monodiète consiste à ne manger qu'un seul aliment au cours d'un même repas, d'une même journée ou pendant plusieurs jours...

Les intérêts d'une monodiète sont nombreux côté bien-être :

- ✔ On repose son système digestif.
- ✔ On purifie son estomac en profondeur.
- ✔ On soulage son foie et ses reins.
- ✔ On régularise l'ensemble de son transit intestinal.
- ✔ On régénère ses tissus.

Il existe un nombre très important de monodiètes : le célèbre naturopathe Daniel Kieffer en dénombre presque 40 ! En voici quelques-unes très simples à mettre en pratique et à suivre durant 1 journée... ou plus.

Les monodiètes sont avant tout préventives !
Si elles facilitent un bon fonctionnement métabolique général, elles s'adressent surtout à des personnes qui ne souffrent pas de troubles lésionnels et ne sont pas sous médication lourde.

Quelle est la durée d'une monodiète efficace ?

Le choix de la durée d'une cure est variable selon les individus et les habitudes.
En principe, on commence par faire une monodiète un soir dans la semaine (le dimanche soir est idéal pour débuter), puis deux soirs (mercredi, dimanche), puis trois soirs (mardi, jeudi, dimanche)… On peut alors passer à une journée entière. Enfin, si tout se déroule bien, on en augmente doucement la durée pour passer à trois jours de monodiète au printemps et à l'automne. Lorsque vous serez un pro de la détox, 5 jours de monodiète ne vous feront même pas peur ! Vous pourrez même prolonger la cure en fonction de votre mode de vie et de vos envies, car plus la monodiète sera longue, plus la détoxication sera importante.

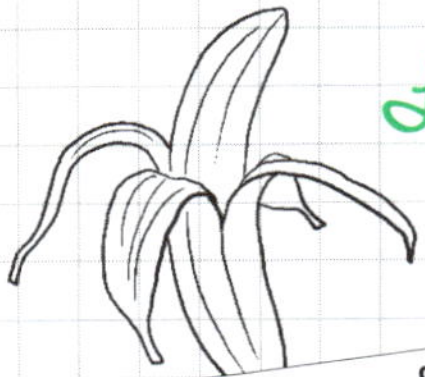

La cure de banane

Alcalinisante, elle convient bien pour débuter une expérience de détoxication. Il est tout à fait possible de panacher bananes cuites et crues. Dans ce dernier cas, n'hésitez pas à écraser le fruit bien mûr à la fourchette : la banane est en effet l'unique cas dont la digestibilité s'améliore à l'oxydation. En plus, bien mûre, elle devient plus onctueuse.

Vous pouvez consommer 8 à 12 bananes par jour, en comptant 3 ou 4 fruits pour un seul repas.

La cure de pomme

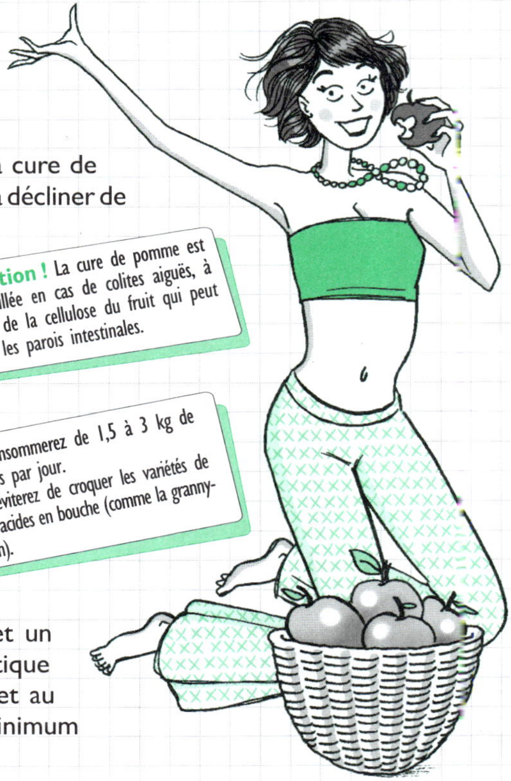

Réputée chez nos ancêtres, la pomme est un peu tombée en désuétude dans nos contrées.
Les naturopathes recommandent particulièrement la cure de compote de pommes (non sucrée), mais vous pouvez la décliner de différentes manières avec des pommes au four, du jus de pomme et des repas de pommes crues (à condition de ne pas choisir des pommes trop acides). Une telle cure est précieuse pour ses qualités antirhumatismales, diurétiques, et toniques musculaires, mais aussi pour son rôle digestif et antiseptique intestinal.
Le docteur Valnet, célèbre médecin spécialiste de l'aromathérapie et des remèdes naturels, considère cette cure comme un « rajeunissant tissulaire » de premier choix, un excellent dépuratif général et un décongestionnant des cellules du foie. Elle se pratique sur le même modèle que la cure de raisin. Elle met au repos l'organisme sans l'acidifier, et provoque un minimum de « crises curatives » désagréables.

Attention ! La cure de pomme est déconseillée en cas de colites aiguës, à causes de la cellulose du fruit qui peut irriter les parois intestinales.

Vous consommerez de 1,5 à 3 kg de pommes par jour.
Vous éviterez de croquer les variétés de fruits acides en bouche (comme la granny-smith).

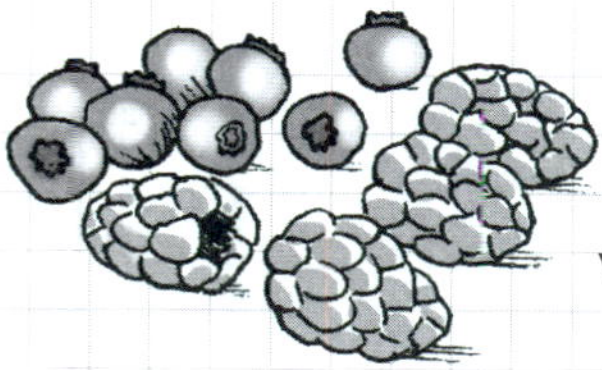

La cure de fruits rouges (cerises, fraises, framboises…)

Vous la pratiquerez à la fin du printemps ou au début de l'été, dès que les températures auront nettement augmenté. Faites cette monodiète par exemple 1 jour par semaine, ou pendant 3 jours tous les 10 jours. Vous pouvez enfin remplacer votre habituel repas du soir par une bonne livre de cerises rouges ou de fraises, et ce, pendant une dizaine de jours.

Consommez 2 ou 3 kg de fruits rouges par jour. Des bains chauds et des boissons chaudes aromatiques viendront compléter efficacement cette cure.

La cure de pêche

À la belle saison, cette cure se pratique selon les mêmes modalités que la cure de fruits rouges, en monodiète de 1 à 3 jours ou en remplacement du repas du soir.

Vous consommerez 2 à 4 kg par jour de pêches crues entières et/ou en compote peu cuite.

La pêche, à maturité, est un bon diurétique et un draineur intestinal doux qui sera l'ami des personnes ayant généralement une mauvaise digestion.

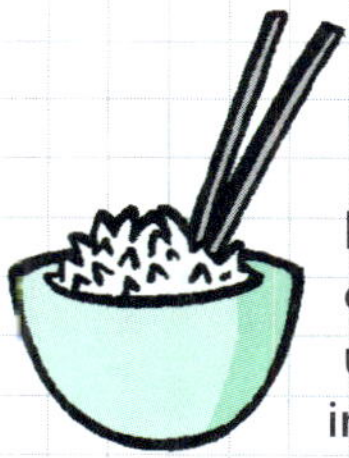

La cure de céréales

Il s'agit davantage d'une cure d'hiver, on l'appréciera après les excès de table des fêtes de Noël et du Nouvel An. Dans cette cure, on consomme comme unique aliment du riz semi-complet (le riz complet est à éviter, il serait trop irritant pour le système digestif) ou du sarrasin, du matin au soir. On peut aromatiser les céréales avec du tamari (de la sauce de soja bio), des herbes séchées ou des épices comme le carvi…

Vous consommerez vos céréales à volonté !

La durée traditionnelle d'une telle cure est de 10 jours, mais elle est déjà très efficace sous la forme d'une monodiète de 7 jours, ou de 2 ou 3 jours de cure tous les 10 jours pendant un mois. Afin d'éviter tout ballonnement et spasme au niveau des intestins après les bénéfices purificateurs de la cure, la reprise alimentaire sera douce et vous ne mangerez pas de viande, de yaourt ou de fruits crus les deux jours qui suivront la cure.

La cure de pomme de terre

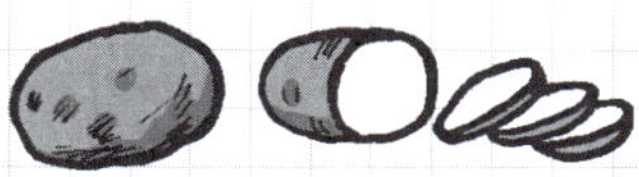

Fort digeste, nourrissante et donc peu éprouvante à suivre, la cure de pommes de terre cuites est également une cure d'hiver qui convient parfaitement aux personnes frileuses ou anxieuses. Elle possède en plus des vertus alcalinisantes et stabilisantes pour les diabétiques. Pour une monodiète, on n'aura intérêt à ne

Sous forme de jus crus, la pomme de terre est un précieux anti-ulcéreux, un anti-inflammatoire digestif et un puissant diurétique. On peut alors l'associer à du jus de chou et/ou de carotte.

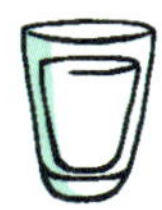

choisir que des pommes de terre biologiques, sachant que les légumes racines et les tubercules fixent particulièrement les traitements chimiques que subissent les sols.

Si vous avez très faim, 3 kg de pommes de terre par jour ne vous feront pas peur.

Préférez les cuissons en robe des champs, à la cendre, à la vapeur ou au four. Sa consommation, sous forme de monodiète, peut être accommodée de fleur de sel, d'aromates et même d'un peu d'huile vierge de noix, noisette, colza ou olive, ou d'un peu de purée d'amandes. Prenez bien le temps de mastiquer. Cette cure durera sans souci de 1 à 10 jours.

Attention ! Ne consommez jamais les pommes de terre verdies, ni les germes de pommes de terre, à cause de la présence de solanine, un toxique « stupéfiant ».

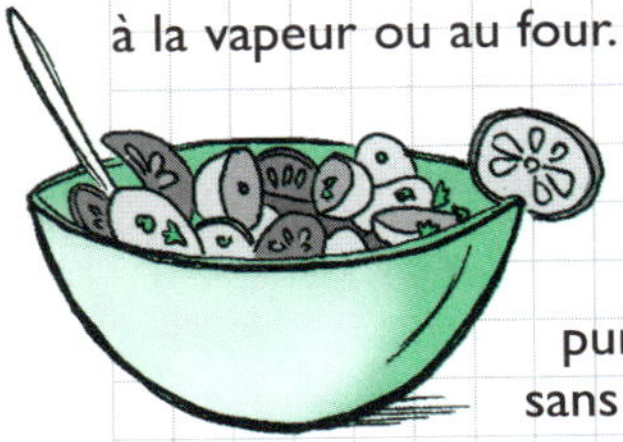

La cure de soupe de légumes (ou de bouillon de légumes)

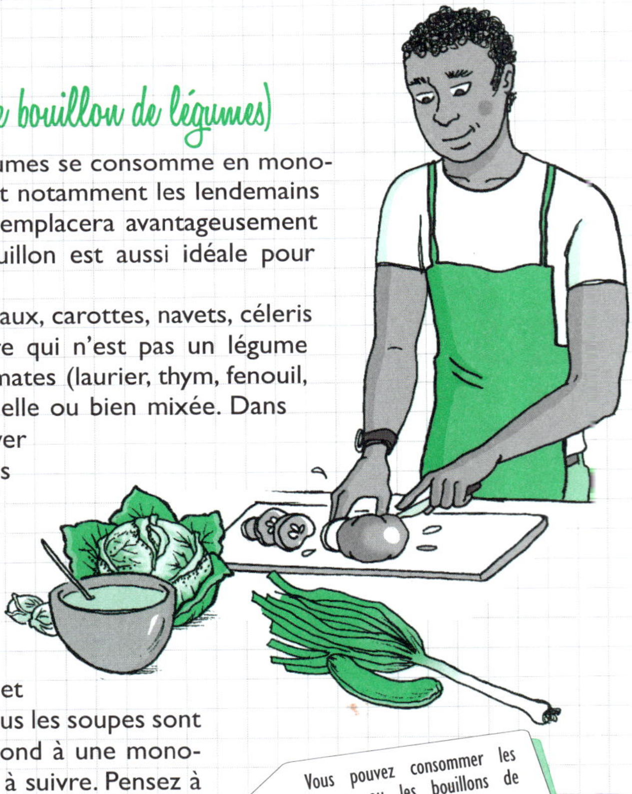

Également très connue, la soupe de légumes se consomme en monodiète, 1 journée par semaine en hiver, et notamment les lendemains de fête, pendant lesquels un bouillon remplacera avantageusement un ou plusieurs repas. La cure au bouillon est aussi idéale pour accompagner un état fiévreux.

Préparez votre soupe à partir de poireaux, carottes, navets, céleris et oignons (mais sans pomme de terre qui n'est pas un légume mais un féculent). Ajoutez-y divers aromates (laurier, thym, fenouil, coriandre…) et consommez-la telle quelle ou bien mixée. Dans ce second cas, n'oubliez pas de conserver une bonne portion de bouillon qui vous servira de boisson durant la cure, car il aura conservé une grande partie des vitamines et des sels minéraux des légumes.

À noter que plus les bouillons sont légers, plus la cure se rapproche d'un jeûne hydrique. Il faut donc être vigilant et adapter vos activités en conséquence. Plus les soupes sont épaisses et riches, plus la cure correspond à une monodiète nutritive qui sera donc plus facile à suivre. Pensez à agrémenter votre cure de tisanes diurétiques par exemple.

Vous pouvez consommer les soupes ou les bouillons de légumes à volonté…

Le saviez-vous ?
Quelques idées reçues sur les monodiètes

Pour remplacer une monodiète d'abricots frais, il est possible de consommer des abricots secs.

→ **Vrai !**

Mieux vaut, dans ce cas, réhydrater les abricots dans du thé vert ou de l'eau tiède, afin qu'ils soient moins sucrés (ne buvez pas le liquide de trempage sous peine d'augmenter vos apports en glucides !).

Certaines monodiètes peuvent être accompagnées de repas.

→ **Vrai !**

Certaines de ces monodiètes se prennent effectivement sous forme d'apéritif, 2 ou 3 fois par jour pendant 3 semaines : on boit alors un quart de verre de jus de plantes dépuratives et de légumes, éventuellement allongé d'eau. Par exemple : pissenlit + carotte, ou sureau + myrtille + chou, ou ortie + plantain + betterave rouge.
Parallèlement, votre alimentation devra donc respecter les règles du jeu énoncées dans ce cahier, c'est-à-dire être la plus hypotoxique possible.

On ne pratique jamais de monodiète quand il fait froid !

→ **Faux !**

Les cures d'hiver existent. Elles apportent alors davantage d'énergie, tout en permettant au corps de récupérer en profondeur.

On lave toujours les fruits à l'eau vinaigrée avant de les consommer.

→ **Vrai !**

Mieux vaut laver tous les fruits, même bio, que l'on ne pèle pas. C'est indispensable lorsqu'on les consomme en grande quantité, pour éliminer toutes substances potentiellement toxiques provenant de la terre ou d'insectes.

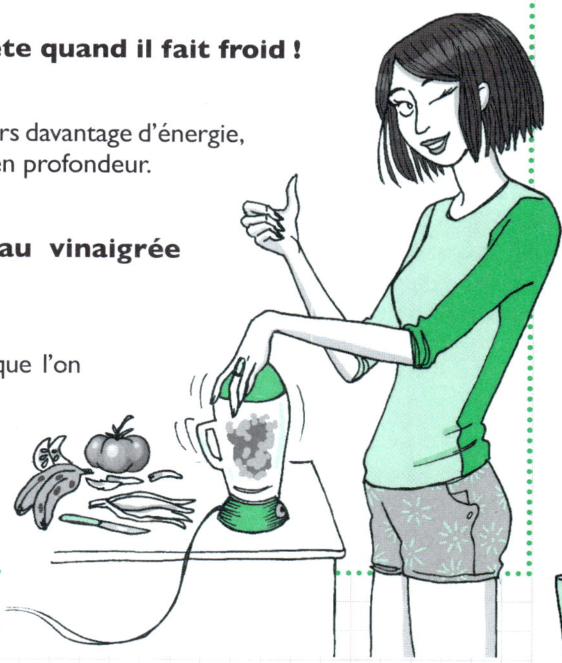

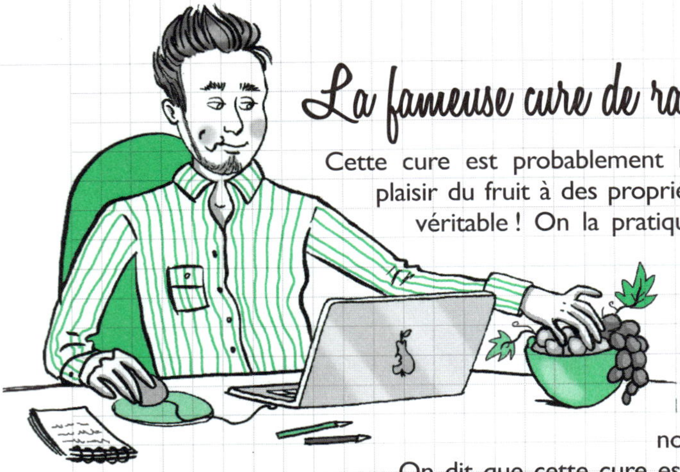

La fameuse cure de raisin

Cette cure est probablement l'une des plus connues. Elle associe le plaisir du fruit à des propriétés quasi comparables à celles du jeûne véritable ! On la pratique à l'automne (la saison du raisin bien sûr !) : elle est alors idéale pour réaliser sans trop d'effort un grand nettoyage de l'organisme avant l'hiver. Tous les organes émonctoires vont en bénéficier : le teint s'illumine, la peau s'assainit, le drainage du foie et des reins est profond mais non agressif, les intestins se régénèrent… On dit que cette cure est rajeunissante sur le plan physiologique, mais également psychologique. Particulièrement digeste, détoxicante et revitalisante, la cure de raisin convient même aux convalescents et aux anémiés. En revanche, les diabétiques insulino-dépendants l'éviteront. En dehors de cette contre-indication, tout le monde peut en tirer profit

Quelle est la durée idéale d'une monodiète de raisin ?

Plusieurs cures sont envisageables : 1 journée par semaine, ou 2 ou 3 jours tous les 10 jours, voire, selon vos envies, une monodiète plus longue et plus rigoureuse de 7, 10, 14 ou même 21 jours. Vous devrez alors être impérativement suivi par un thérapeute compétent, car votre organisme peut fortement réagir aux effets de cette cure et vous risquez de souffrir de « crise curative » (l'élimination des toxines s'accompagne de maux de tête, de nausées…), comme en cas de jeûne ! Pas vraiment agréable et parfois spectaculaire, il importe de savoir la gérer.

Raisin blanc ou noir ?

Le raisin blanc est plus digeste, alors que le raisin noir est plus tanique (donc plus riche en antioxydants, mais aussi plus irritant pour les intestins). Dans un cas comme dans l'autre, on le choisira de préférence de qualité biologique, au risque de souffrir de laryngite ou d'œsophagite dues aux traitements chimiques habituels du raisin.

Comment se déroule ma cure ?

Lors de votre première cure de raisin, ne dépassez pas 1 semaine de monodiète (afin d'éviter de fatiguer le corps en excès), même si ensuite vous pouvez envisager de la prolonger sur 3 semaines.

Après une ou deux journées d'alimentation hypotoxique (centrée sur les légumes, les fruits et les céréales sans gluten), vous ne mangerez que du raisin pendant quelques jours.
Vous pourrez consommer du raisin blanc ou noir, entier ou en jus, en 3 à 6 prises quotidiennes. Les quantités dépendront de vos besoins et de votre appétit : jusqu'à 4 kg par jour si vous avez une faim d'ogre ! En recevant 2 200 à 3 600 calories par jour, votre organisme parviendra à gérer normalement vos activités coutumières, professionnelles par exemple. Par temps froid, n'hésitez pas à préchauffer votre jus de raisin (à 40 °C maximum) ou à consommer quelques tasses de tisane chaude, à distance des prises de fruits.

Et moi, je jeûne !

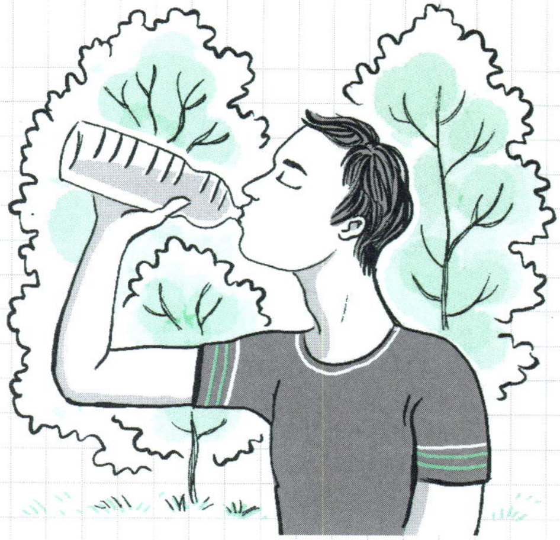

Grande tendance du moment, surtout aux États-Unis, de nombreuses célébrités sont adeptes du jeûne ! Pour 1 jour, 1 week-end ou 1 semaine, tout le monde se met au bouillon et à l'eau ! Les Allemands, de leur côté, n'ont pas attendu l'effet de mode pour se mettre à la diète, considérée outre-Rhin comme un vrai miracle thérapeutique : on y compte plus de 5 millions de jeûneurs et près de 300 centres spécialisés !

Comment ça marche ?

Lors d'un jeûne, un phénomène particulier se met en place : le corps élimine les tissus dans l'ordre inverse de leur qualité. Déchets et surcharges sont donc détruits en priorité : graisses, mais aussi kystes, lipomes, dépôts de cholestérol, tumeurs et autres surcharges excédentaires (sans toucher aux organes vitaux). Ce processus se poursuit au fil du temps. L'organisme n'ayant ni à digérer ni à assimiler, il peut se consacrer exclusivement à ses fonctions d'élimination et de régénération. De plus, les émonctoires ne cessent pas pour autant de fonctionner, participant à l'élimination des toxiques et toxines, des plus récentes aux plus anciennes.

Une telle élimination peut engendrer certains symptômes que l'on appelle **« crise curative »**, proportionnelle à l'énergie de chacun et aux surcharges accumulées : on peut donc endurer des migraines, des « crises de foie », des nausées, des vomissements, avoir l'haleine chargée et des urines foncées, ressentir des palpitations… Rassurez-vous, néanmoins, ces symptômes n'apparaissent pas tous chez un même jeûneur !

C'est le bon moment pour moi de jeûner si…

- ✔ Je me sens en forme et d'attaque pour me lancer.
- ✔ Je me sens émotionnellement stable et enthousiaste.
- ✔ Le beau temps est de la partie.
- ✔ Je vais en profiter pour me mettre au vert quelques jours, loin de ce monde agité !
- ✔ J'ai déjà fait plusieurs monodiètes sans souci.
- ✔ Je connais mes limites et suis raisonnable.

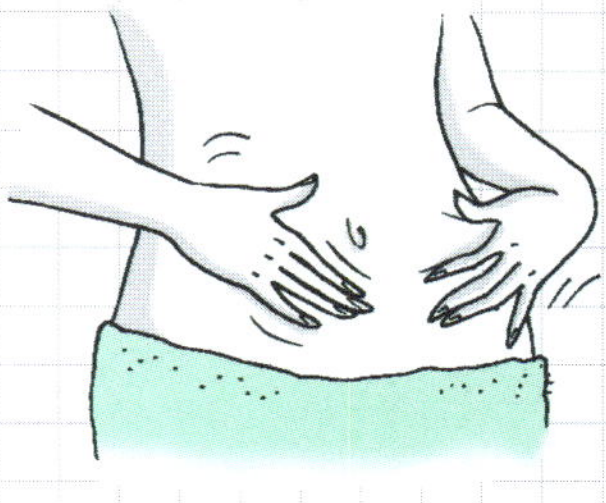

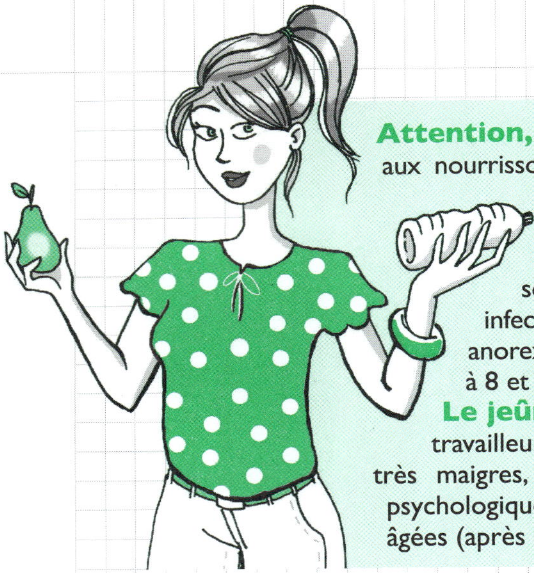

Attention, le jeûne est totalement contre-indiqué aux nourrissons et enfants, femmes enceintes, personnes très fatiguées et anémiées, souffrant de cardiopathie et de myopathie, ayant une vraie insuffisance rénale, diabétiques insulino-dépendants, personnes sous médication lourde et/ou ayant une pathologie infectieuse, personnes déprimées, phobiques ou anorexiques, personnes souffrant d'une tension inférieure à 8 et aux insomniaques.

Le jeûne peut être déconseillé aux convalescents, travailleurs de force, grands sportifs, personnes fatiguées, très maigres, ayant peu d'énergie, présentant un problème psychologique en lien avec la nourriture et aux personnes âgées (après 65 ans).

Comment jeûner ?

Le jeûne est une véritable pratique de santé, à condition qu'il soit vécu dans de bonnes conditions, et que sa durée soit de 1 à 40 jours selon les individus. Les véritables dangers du jeûne peuvent apparaître lors d'expériences non accompagnées par des praticiens expérimentés, en cas de mauvaises conditions climatiques (environnement trop froid ou trop chaud) ou de problèmes psychologiques (tension nerveuse, phobie alimentaire…).

Nous ne conseillons ici que le jeûne hydrique (consommation exclusive et à volonté d'eau pure, de tisanes et de bouillons de légumes) à l'exclusion des jeûnes secs où l'on se prive aussi de liquides. Ces derniers demandent une grande vigilance et sont très éprouvants sur le plan biologique et émonctoriel.

Il importe d'être vigilant pour distinguer la **phase positive du jeûne**, où l'énergie vitale travaille de concert pour purifier et régénérer l'organisme, et la **phase négative**, où les forces du corps s'appauvrissent et ne peuvent plus assumer cette tâche. On ne prévoit donc pas la durée d'un jeûne, c'est le corps qui en décide !

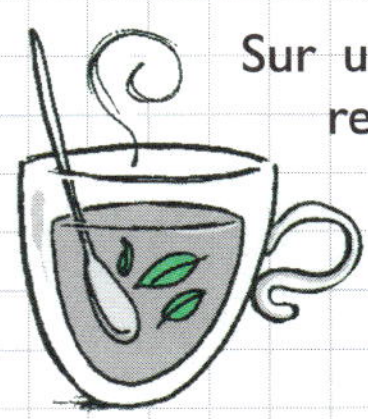

Sur une journée, le jeûne est simple à réaliser. Le lendemain, vous veillerez à reprendre une alimentation solide sous la forme d'un « repas vert » composé exclusivement de légumes verts bien cuits et aromatisés. Et souvenez-vous que les jeûnes courts et répétés sont bien plus utiles et agréables que de longs jeûnes héroïques et périlleux !

Chapitre 5

Je nettoie mon foie, mes intestins, ma peau…

Le grand ménage

L'organisme possède son propre système de détox. Son rôle est fondamental, sinon nous serions rapidement envahis par les toxines ! Les grands filtres épurateurs de notre corps et de ses liquides, qu'on appelle les « émonctoires », y tiennent la première place. Ils assurent le service d'entretien permanent des liquides composant notre corps. Leur rôle est essentiel pour notre santé, notre beauté et notre vitalité… Avec des émonctoires qui fonctionnent, notre corps est protégé contre de nombreux problèmes de santé. Prenez le plus grand soin de ces précieux organes, vous ne le regretterez pas !

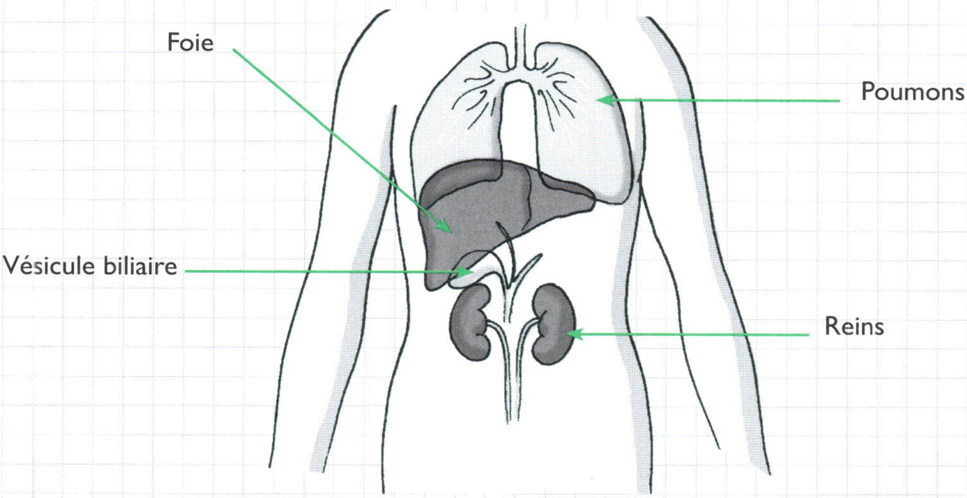

Le foie filtre constamment le sang, et participe à plus de 200 fonctions vitales. C'est surtout sa fonction antitoxique qui nous intéresse ici. Le foie doit être soutenu et détoxifié, notamment lorsqu'on est atteint d'une maladie (même psychosomatique, car le foie gère aussi bien les émotions, les frustrations et les colères !).

La vésicule biliaire collecte la bile du foie et la déverse dans le duodénum au passage des aliments. En moins d'une heure, elle peut stocker vingt fois son volume en bile ! Sous l'effet du stress, encombré de calculs et bloqué dans ses contractions, cet organe a du mal à remplir ses fonctions et son rôle drainant se voit ainsi limité.

Les reins filtrent également le sang en permanence dans de fines canalisations pour rejeter finalement l'urine dans la vessie. Ce filtrage sélectif récupère les éléments qui peuvent être encore utiles pour le corps (sucres, minéraux, acides aminés) et n'élimine que les déchets toxiques (urée, acides organiques, ammoniac, polluants, vitamines excédentaires, etc.). Les molécules de synthèse, l'insuffisance ou l'excès de liquides ingérés, l'alcool, mais aussi la sédentarité, le froid ou les tensions nerveuses, viennent perturber son travail.

La peau est un organe émonctoriel essentiel. Malgré sa surface (près de 3 m^2 !), elle souffre bien souvent d'un manque d'exposition au soleil, de frictions, de massages et de… câlins. Comparables à de petits reins, les millions de glandes sudoripares qui composent la peau éliminent la sueur, tandis que des milliers de glandes sébacées évacuent le sébum en excès.

Les poumons rejettent le gaz carbonique sanguin, mais ils oxydent aussi les lipides et servent à expectorer les glaires et autres pollutions accumulées.

Un émonctoire de secours

L'utérus et considéré comme un émonctoire secondaire propre à la femme. Si l'on parle parfois de « ménotoxines » libérées essentiellement lors des règles, les pertes blanches et autres leucorrhées témoignent également de la capacité du corps à évacuer des déchets par cet émonctoire de secours. C'est votre cas ? Recherchez plutôt du côté des mauvaises habitudes alimentaires les raisons de tels écoulements, avant de les combattre à coup d'antiseptiques ou d'antibiothérapie excessive !

L'eau : mon alliée détox

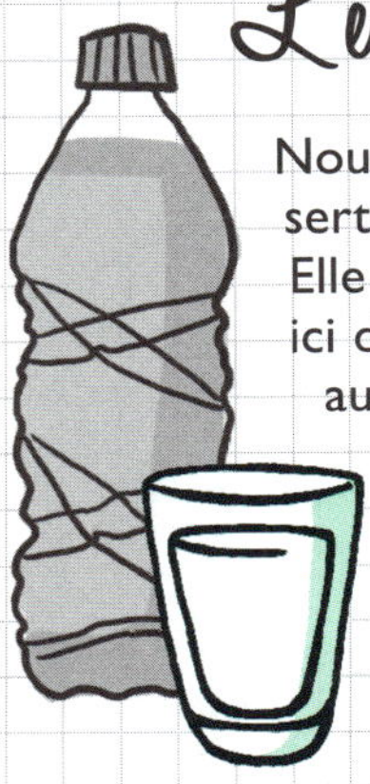

Nous en buvons en général trop peu ! Or, parmi ses nombreuses vertus, l'eau sert à évacuer les déchets de l'organisme sous forme d'urine ou de sueur. Elle constitue donc l'élément-clé d'une bonne détox ! Elle nous intéresse ici davantage pour son rôle détoxifiant, même si son rôle reminéralisant est aussi intéressant.

Les reins pourront correctement jouer leur rôle de « filtres » seulement s'ils reçoivent un tel liquide en quantité suffisante. Pour être en forme, on estime qu'il faut 35 g d'eau environ par kilo (de poids) et par jour, soit **2,5 ou 3 litres d'eau pour une personne** ayant une activité normale. La moitié est apportée par l'eau des aliments, l'autre doit l'être par nos boissons.

Je bois une eau minéralisée ou pas ?

Si vous vous lancez dans une détox, vous devrez privilégier les eaux moins minéralisées et faiblement sodées, pour éviter les risques de rétention d'eau. En fait, l'eau que vous consommez devrait rarement avoir une teneur en minéraux supérieure à 500 mg par litre, car les eaux trop fortement minéralisées ont tendance à affaiblir la filtration rénale. En cas de cure détox, on peut même préférer des eaux dont l'extrait sec est inférieur à 150 mg par litre, afin de bénéficier de leur capacité de purification intense.

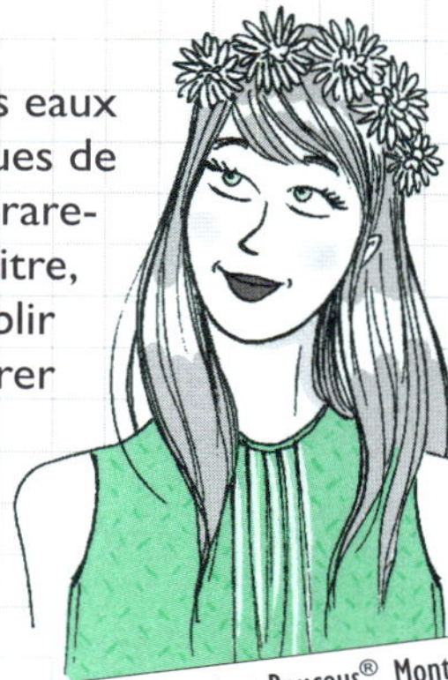

Rosée de la Reine®, Mont Roucous®, Montcalm®, Volvic®, Evian®… Ces eaux à la fois pures et légères possèdent les caractéristiques nécessaires pour vous aider à vous détoxifier parfaitement.

Ponctuellement, une cure d'eau Hydroxydase® (sauf en cas d'hypertension artérielle et de grave insuffisance rénale) viendra parfaire votre désintoxication, grâce à sa puissance dépurative. En revanche, attention aux eaux bicarbonatées gazeuses, qui transforment le goût des aliments et modifient l'acidité du tube digestif.

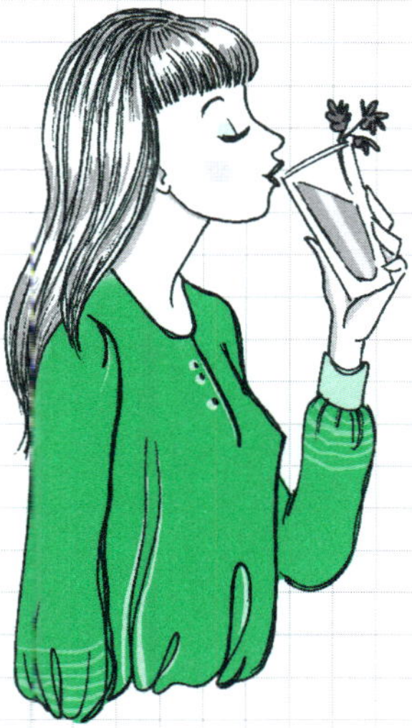

Mon premier geste du matin

En guise de premier nettoyage métabolique, buvez un verre d'eau très pure et chambrée (en été) ou bien tiède (en hiver), éventuellement additionnée de quelques gouttes de jus de citron (uniquement lors de votre cure détox) !

L'eau chaude matinale dilate les vaisseaux du tube digestif et aide à évacuer les déchets résiduels, voire à assouplir les vaisseaux et prévenir de nombreux troubles : migraine, insomnie, infections chroniques… Savoureuse, économique, efficace, l'eau constitue sans aucun doute l'un des secrets privilégiés d'une bonne détox.

Comment stimuler mon foie ?

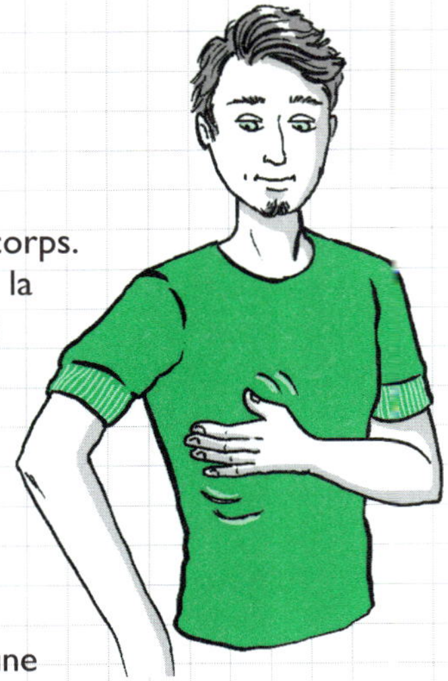

Lorsque le foie va, (presque) tout va...

On l'a vu, le foie est la plus importante glande métabolique du corps. En médecine chinoise, on dit que le foie règle la circulation et la répartition de l'énergie. Ses fonctions vont de la régulation hormonale à la fonction biliaire, du rôle antitoxique au stockage du sucre.
Le foie est surtout un grand filtre d'épuration, de drainage et d'évacuation. Il filtre et arrête les substances toxiques. S'il est perturbé ou encrassé, l'élimination des déchets s'effectue mal, favorisant la stase veineuse et les états congestifs. Quand cette fonction antitoxique est atteinte, l'immunité décroît.
Un choc physique ou psychique, certains médicaments, une température extérieure basse, ou encore une alimentation de faible qualité vont entraîner des perturbations du débit sanguin et le foie ne pourra plus assurer correctement sa fonction épuratoire. D'autres organes sont alors touchés : la peau et les fonctions ORL vont créer des inflammations de toutes sortes (acné, abcès, sinusite...).

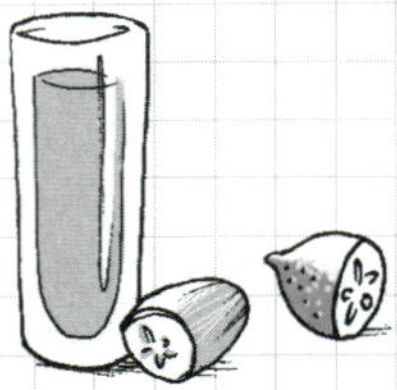

Vous prendrez bien un petit jus de citron chaud ?

Boire du jus de citron mélangé à de l'eau chaude fait partie des grands classiques de la détox pour commencer la journée ! C'est un remède très efficace pour stimuler le foie et redonner de la vitalité au corps..., à condition de ne pas en abuser, car tout le monde est loin de le supporter. En effet, en fonction des capacités métaboliques de chacun, le jus de citron va avoir un rôle plus ou moins déminéralisant. Un geste à adopter pendant la durée de votre cure, mais certainement pas chaque jour de l'année !

Le top 6 des plantes amies du foie

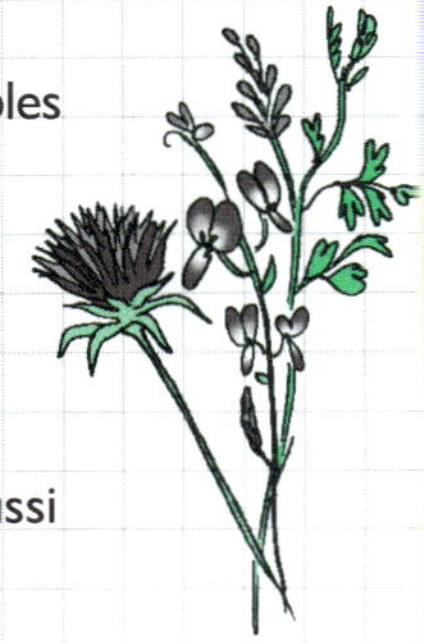

Le chardon-marie (*Silybum marianum*) est réputé traiter les divers troubles du foie, de l'intoxication à la cirrhose, ou l'hépatite. Cete plante a fait l'objet de très nombreuses études cliniques. La silymarine qu'elle contient figure parmi les substances hépatoprotectrices les plus puissantes au monde !

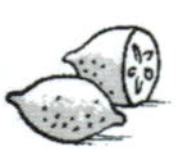

Le desmodium (*Desmodium adscendens*) est une plante herbacée qui abonde dans les terrains cultivés des zones équatoriales humides. Elle possède une activité hépatoprotectrice démontrée, et favorise aussi l'élimination par le foie des substances toxiques.

Le fumeterre (*Fumaria officinalis*) serait favorable à la longévité. Il agit avec efficacité contre la congestion hépatique et diverses affections hépato-vésiculaires. Son usage régulier, à raison de 2 ou 3 tasses de tisane par jour pendant 10 jours chaque mois, serait calmant et amaigrissant, selon le célèbre Dr Valnet. C'est la plante idéale pour nettoyer l'organisme au printemps et en automne (en cure de 3 semaines), et pour désengorger un foie un peu fatigué.

Le romarin (*Rosmarinus officinalis*) est un stimulant général, antispasmodique biliaire et digestif. Il est recommandé aux personnes fatiguées physiquement et nerveusement, ainsi qu'à toutes celles dont le système hépatique est défaillant. Sa richesse en antioxydants (des polyphénols) explique en particulier ses vertus hépatoprotectrices.

Attention, certains des constituants du romarin ont un effet « convulsif » : il existe des cas de crise d'épilepsie dus à une consommation excessive de romarin. Mais il n'y a pas de risque si vous le consommez en tisane avec modération.

Le *Chrysantellum americanum* protège les cellules du foie tout en préservant des excès alimentaires. On l'utilise en cas d'abus d'alcool et d'intoxication, et pour accompagner le traitement des hépatites virales. Il active également la sécrétion biliaire et facilite l'évacuation des calculs rénaux et salivaires. C'est aussi un très bon protecteur pancréatique.

La sève de bouleau fraîche utilisée dans une cure sera efficace pour assainir l'organisme après l'hiver et se purifier. Ce liquide de couleur claire, légèrement lacté, au goût léger et un peu sucré, active en effet la diurèse et l'élimination des déchets organiques. La sève possède aussi une action anti-inflammatoire. On trouve aujourd'hui en magasin bio de la sève de bouleau fraîche, mais uniquement au printemps, durant le temps de sa récolte (pendant 5 semaines environ).

Mes tisanes drainantes, en pratique

Vous pouvez boire 3 tasses de tisane aux plantes drainantes par jour en dehors des repas pendant 3 semaines maximum. Mais jamais plus ! Une tisane drainante élimine aussi les éléments minéraux. Si vous en abusez, vous risquez de fatiguer votre organisme.

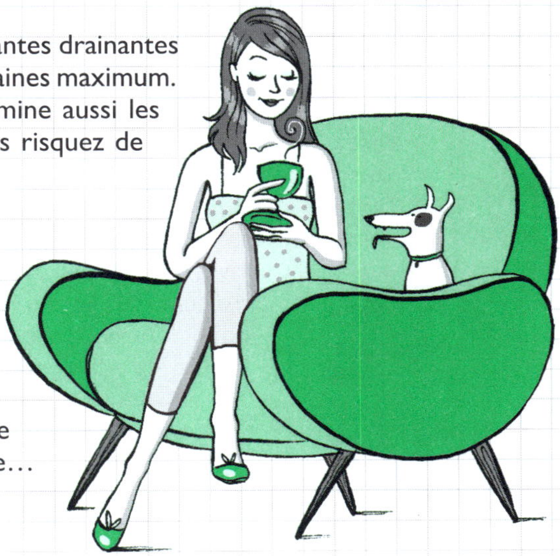

Prenez soin de vos plantes

Avec les plantes médicinales, pas question de faire n'importe quoi !
Fournissez-vous en herboristerie ou en pharmacie afin de bénéficier du meilleur choix et de conseils pratiques. N'hésitez pas à vous informer sur le mode de culture et privilégiez le label bio autant que possible…

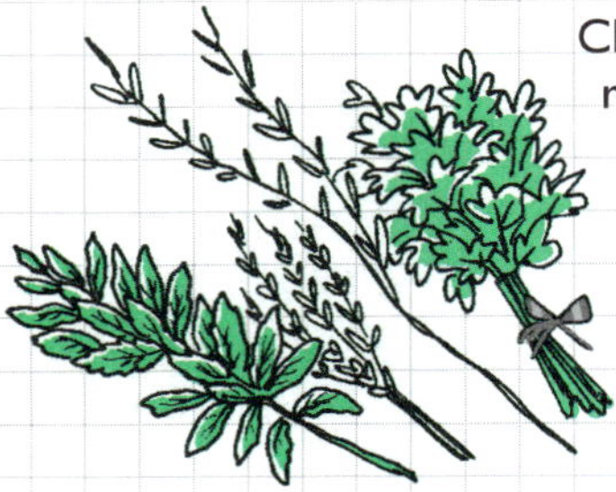

Chez vous, veillez à bien les conserver dans des boîtes fermées, rangées dans un endroit sec et frais et ne dépassez pas leur date de péremption. Les plantes séchées ne se conservent guère plus d'un an.

Informez votre médecin de vos traitements. En effet, les plantes peuvent interagir avec d'autres substances, augmenter ou diminuer l'efficacité d'un médicament…

Enfin, sachez que les femmes enceintes ou allaitantes ne doivent pas consommer de plantes médicinales sans l'avis d'un thérapeute compétent.

Les autres remèdes pour décongestionner mon foie

Le bon vieux remède de grand-mère (testé et approuvé)

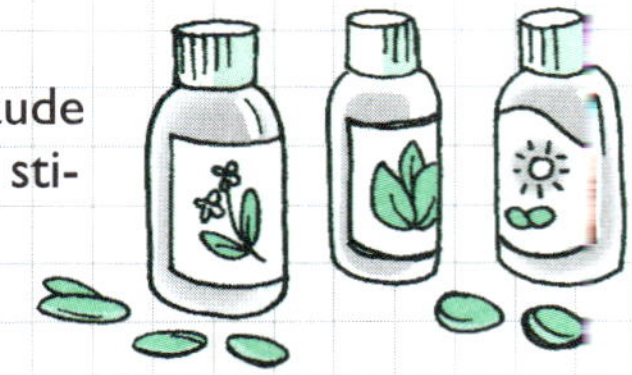

Lorsque vous êtes allongé, au repos, placez une bouillotte bien chaude sur la zone du foie. Voilà un moyen commode et peu coûteux de stimulation métabolique capable de diffuser de la chaleur aux tissus profonds, en particulier au niveau du foie et des viscères !

(Re)découvrez les vertus de l'huile d'olive !

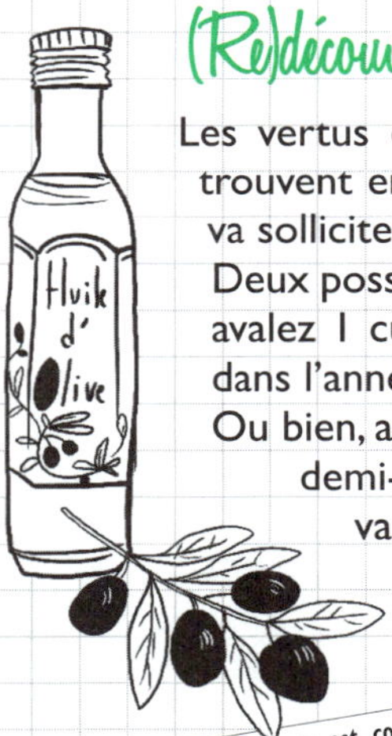

Les vertus drainantes du foie et de la vésicule biliaire propres à l'olivier se trouvent encore accentuées lorsque celui-ci est utilisé sous forme d'huile, qui va solliciter la fonction biliaire.

Deux possibilités s'offrent à vous : pendant 10 à 15 jours, tous les matins à jeun, avalez 1 cuillerée à soupe d'huile d'olive. La cure est à répéter plusieurs fois dans l'année.

Ou bien, après une diète d'un soir, vous avalerez le lendemain matin, à jeun, un demi-verre d'huile d'olive (10 cl environ). Une demi-heure après, l'huile va arriver au duodénum et provoquer une vidange énergique de la vésicule, qui va se vider rapidement dans les intestins et vous donner envie d'aller aux toilettes ! Faites-le 1 fois par mois ou 3 jours de suite (courage !). Si votre système digestif est fatigué, mieux vaut ajouter du jus de citron à l'huile afin de la rendre plus digeste.

Cette seconde cure est contre-indiquée aux gens nerveux ou trop maigres.

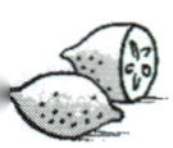

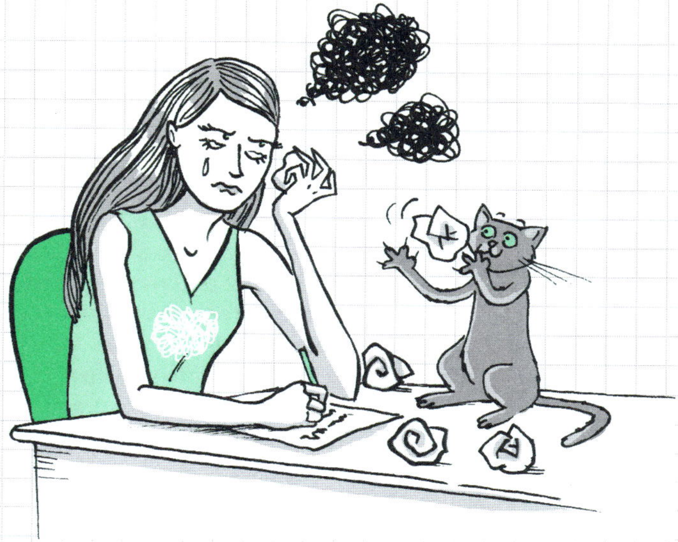

Du côté de vos émotions...

Le foie est la réserve des émotions refoulées, des non-dits, des élans réprimés, ceux qui laissent toujours une empreinte dans les cellules. Afin de vous libérer de certaines émotions non exprimées, vous pouvez effectuer un exercice particulier : coucher sur le papier tout ce que vous ressentez au sujet d'événements et de personnes avec qui vous êtes en conflit (vous ne leur enverrez pas la lettre bien sûr).

Le mode d'emploi : dans une première lettre, écrivez spontanément, ce que vous avez subi, ce que vous reprochez aux uns et aux autres... Dans une seconde lettre, écrivez ce que vous auriez voulu, attendu ou souhaité... Lisez et relisez vos lettres jusqu'à ce qu'elles ne suscitent plus d'émotions en vous, puis brûlez-les à la flamme d'une bougie. Cela permettra de désactiver les conflits sans chercher à changer les personnes qui y sont liées.

Le + homéo

Tournez-vous vers le remède *Berberis* 6 DH, un draineur hépatique puissant, ou bien *Hydrastis* 6 DH (5 granules 3 ou 4 fois par jour), en cas de sensation de nausée et de mal au cœur ressentis durant une cure détox.

Sépia et *Lypocodium* (5 granules de chaque matin et soir) sont recommandés pour leur rôle assainissant et stimulant sur le foie et sur la peau (en cas de teint gris et terne en particulier).

Le remède *Berberis aquifolium* (5 granules au réveil et au coucher) agira sur les problèmes de peau qui pourraient apparaître durant votre grand nettoyage, une poussée d'acné en particulier.

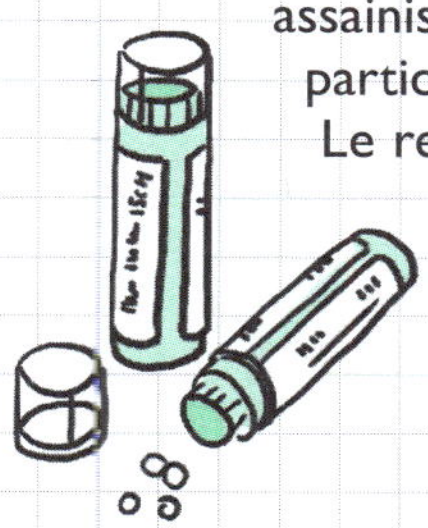

Je purifie mes organes

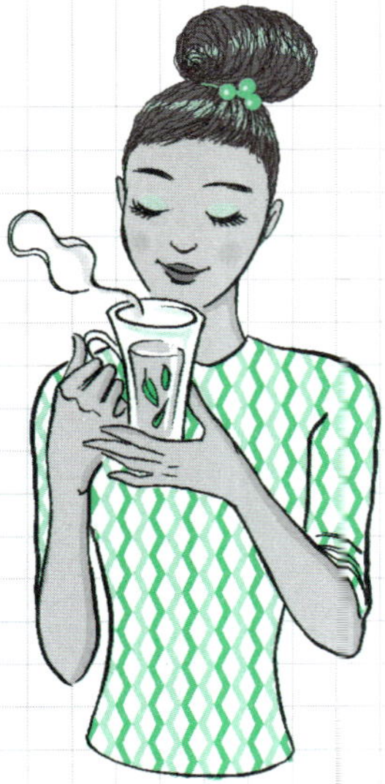

Pour une élimination en profondeur, vous allez chouchouter les différents émonctoires de votre corps. À vos marques, prêt, partez !

Comment purifier mes reins ?

Spécialisés dans le drainage des acides, ces émonctoires sont soumis à rude épreuve ! Le stress en particulier, comme toutes les peurs et autres émotions fortes, les épuisent. Les surcharges protéiques (par excès de viande) ou une hydratation insuffisante participent aussi au dysfonctionnement des reins.

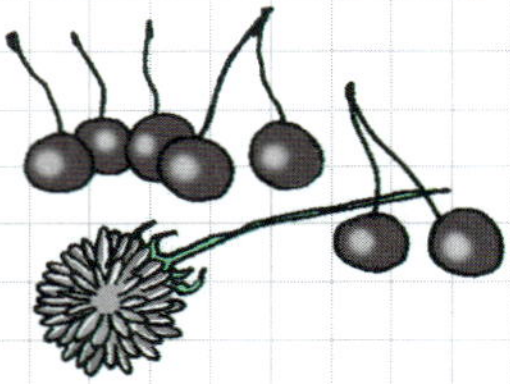

Les bons gestes

Les **plantes drainantes**, comme le pissenlit, le fragon, la reine-des-prés, le cassis, ou la queue de cerise, agissent sur la diurèse et favorisent l'élimination des toxiques par les reins.

La consommation d'eau pure et la pratique de la douche écossaise (un bon jet d'eau froide à glacée en alternance avec de l'eau tiède, voire chaude) optimisent leur fonction drainante !

Comment purifier mes intestins ?

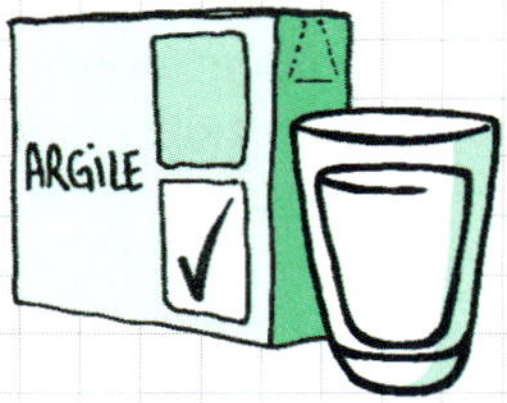

Les intestins peuvent être nettoyés grâce au lait d'argile (sauf en cas de constipation chronique).

Les bons gestes

Le soir, mélangez 1 c. à c. d'argile blanche en poudre dans 1 verre d'eau à l'aide d'une cuillère en bois, et laissez reposer toute la nuit. Le matin, buvez à jeun l'eau claire au-dessus du dépôt argileux.

Attention ! Le lait d'argile est formellement contre-indiqué si vous prenez des laxatifs à la paraffine. Si une constipation s'installe, cessez immédiatement d'en boire.

Également intéressantes pour purifier vos intestins, les graines de psyllium sont très riches en fibres solubles. Mélangées à de l'eau, elles gonflent dans l'intestin et en absorbent les toxines. Elles stimulent ainsi le fonctionnement général de l'intestin. On les préférera blondes, car plus douces et équilibrantes. Vous pourrez les utiliser en cas de constipation. Il est possible de prendre des graines de psyllium tous les jours car, contrairement à beaucoup de laxatifs, elles n'entraînent pas de paresse intestinale à la longue.

Ne prenez pas de psyllium en même temps que des probiotiques, ces bactéries que l'on utilise pour booster la flore intestinale, car l'action de ces deux produits est antagoniste.

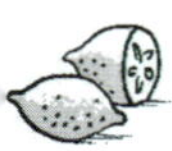

Les bons gestes

Suivant l'importance des symptômes, vous prendrez 1 ou 2 c. à c. de psyllium diluée dans de l'eau une demi-heure avant le petit déjeuner.
Les pruneaux, trempés ou en jus, restent une autre bonne solution de secours, en cas de transit ralenti.
On peut enfin assainir le tube digestif à l'aide d'une **soupe de légumes verts bien cuits** (endives, blettes, haricots verts, fenouil, céleri-branche, salade cuite…).

Comment purifier mes poumons ?

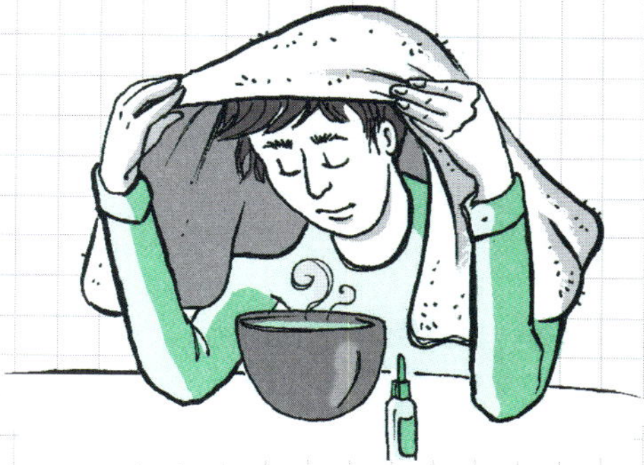

Les poumons et le système respiratoire représentent une voie de sortie des déchets gazeux. Mais ils peuvent aussi rejeter des déchets solides qui, portés par l'air inspiré, ont pénétré à l'intérieur, comme les poussières ou le pollen. Pour autant, la plupart des déchets éliminés est issue de notre pollution interne. En effet, lorsque les émonctoires principaux (foie, intestins, reins) n'arrivent plus à épurer le sang, l'organisme cherche à rejeter les toxines par d'autres voies : les poumons peuvent ainsi être utilisés comme « sortie de secours », les déchets finissant par y être évacués grâce à la toux !

Les bons gestes

Pour soutenir vos poumons, il est possible de pratiquer **des inhalations de préparation aqueuse de plantes**. Préparez un demi-litre d'infusion de plantes bien chaude (ou de l'eau chaude avec des huiles essentielles) versée dans un saladier ou un grand bol, que vous respirerez tranquillement pour bénéficier des vapeurs curatives de la préparation. Choisissez des plantes assainissantes et antiseptiques comme l'eucalyptus, le pin ou l'origan…

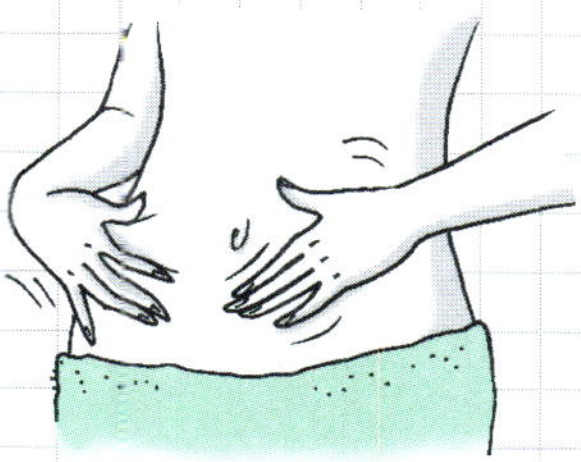

Comment purifier ma peau ?

Ultime émonctoire, votre peau élimine chaque jour 450 g environ de toxines ! Pour l'aider, il faut la masser, la frictionner, la brosser, la gommer ou la caresser. Cela présente comme avantage de tonifier la circulation et drainer la cellulite… Bref, vous avez toutes les raisons de vous exfolier 2 ou 3 fois par semaine, voire même de prendre l'habitude de vous brosser la peau tous les matins.

Les bons gestes

Commencez par stimuler votre peau, de préférence au lever, durant plusieurs minutes. La force avec laquelle vous vous frictionnerez dépendra de vos habitudes et de votre sensibilité cutanée. Avec le temps, les séances se feront plus énergiques !

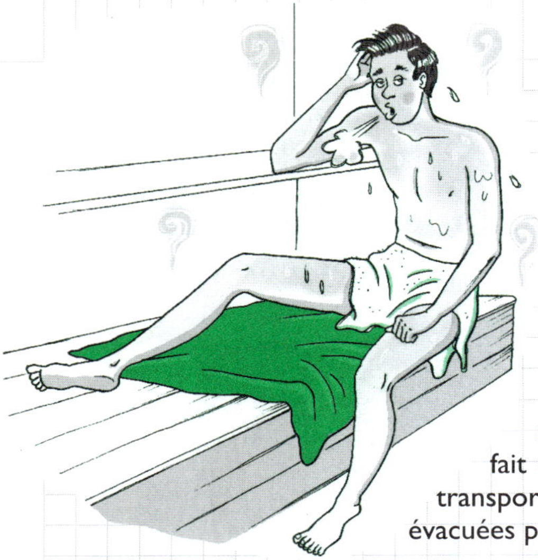

Frictionnez votre peau avec un gant classique ou un gant de crêpe de hammam, à la pelote de sisal enduite de savon noir ou encore au sel. Pour une action stimulante et anticellulite, vous mélangerez 100 g de sel fin, 40 g de sucre roux, 5 cl d'huile d'amande douce et 20 gouttes d'huile essentielle de gingembre, et frictionnerez votre peau avec cette préparation.

La chaleur (dans un sauna en particulier) est aussi un moyen de maintenir votre corps en bonne santé et d'éliminer les toxines. Lorsque l'on en fait usage, la circulation sanguine augmente, les toxines transportées par le sang peuvent ainsi être plus facilement évacuées par la sueur.

Les bons gestes

Inutile de jouer au super-héros, des séances de 10 à 20 minutes, à une température supportable, enclenchent bénéfiquement le processus. À condition de respecter la règle d'or du sauna : on n'y entre jamais mouillé ! Si vous avez pris une douche avant, attendez d'être parfaitement sec, y compris les cheveux, avant d'y pénétrer.

Si vous avez des problèmes de cœur, de tension, de peau ou dans les voies respiratoires, consultez votre médecin avant de faire un sauna. Cette pratique est également déconseillée aux femmes enceintes.

Comment purifier mon corps entier ?

Le secret, c'est **l'activité physique** bien sûr ! La production de chaleur par l'organisme est largement augmentée lors d'un exercice physique.

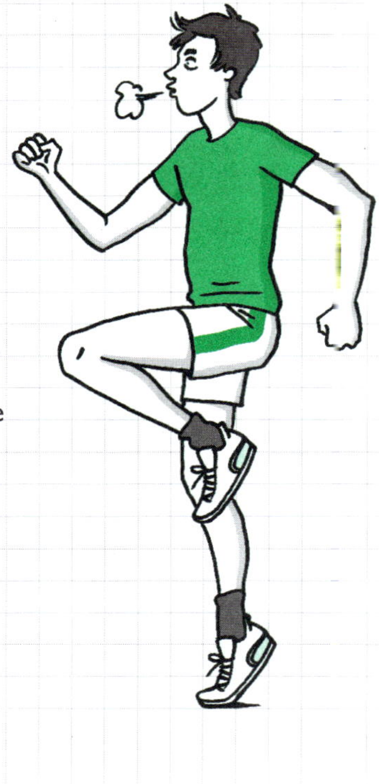

Les bons gestes

Plus la séance est intense, plus cette chaleur est importante. En favorisant la sudation (au niveau de la peau) et en boostant la circulation du sang (au niveau du foie), l'exercice physique optimise donc la santé de vos émonctoires ! À vos baskets !

Chapitre 6

Les soins pour chouchouter mon corps… et ma maison !

Même en matière de détox, la *douceur* reste un mot d'ordre pour notre corps. C'est donc dès le matin, au saut du lit, que l'on prend soin de soi. Étirez-vous : tendez et pliez vos pieds, puis relâchez-les. Faites ensuite de même avec les muscles de vos mollets, de vos cuisses, de vos fessiers et de votre ventre. Contractez puis détendez les mains, les bras, pour finir par les épaules. Tournez doucement la tête de gauche à droite, avant de refaire le même mouvement en sens inverse. Secouez vos muscles, et souriez… La journée commence ! Dans les heures suivantes, vous continuerez à inviter détente et lâcher prise au cours de pauses bienvenues !

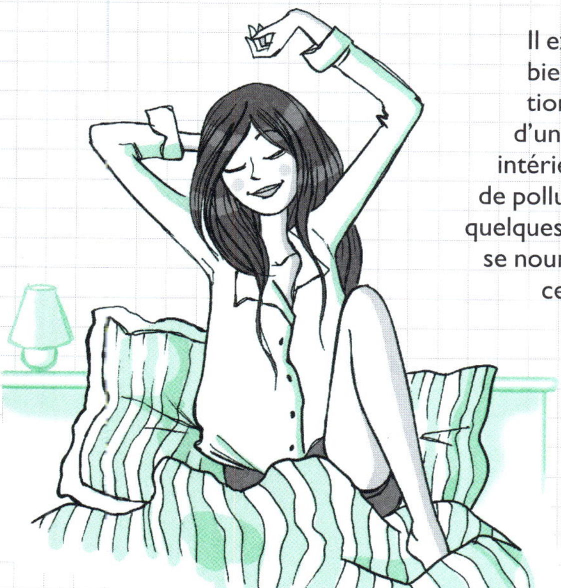

Il existe d'ailleurs des techniques pour optimiser votre bien-être : soins d'eau, massages, respiration, relaxation… Pour être serein, il importe aussi de bénéficier d'un lieu dans lequel vous vous sentirez en paix : votre intérieur doit être un espace de ressourcement et non de pollution, d'où l'intérêt d'en prendre soin et d'appliquer quelques règles simples et bénéfiques pour tous. Car on ne se nourrit pas seulement de ce qu'on mange, mais aussi de ce qu'on regarde, lit ou entend.

La paix et l'harmonie influent sur notre bien-être, tout autant que les conflits qui peuvent exister avec nos proches ou les informations négatives diffusées par les médias. Soyez doux avec vous-même. Et vigilant : il ne sert à rien de manger des aliments sains si vos relations sont empreintes d'agressivité ou si vous passez votre temps à courir sans cesse d'une activité à une autre. Le bien-être est un état d'esprit. Essayez de l'apprivoiser !

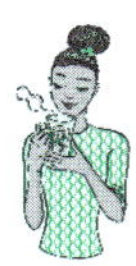

Bye bye les toxines avec l'aqua détox !

Si la consommation adéquate de liquide est fondamentale pour soutenir une détox, l'eau va aussi être utilisée de manière externe pour aider le corps à se purifier…

Le bain chaud dit « bain Salmanoff » ou hypercalorifique

Ce soin possède de nombreux atouts : c'est un puissant régénérateur tissulaire et activateur métabolique, aux vertus relaxantes et détoxifiantes. On va également l'utiliser pour créer une sorte de « fièvre artificielle », souveraine pour lutter contre les microbes et les virus, et pour stimuler les défenses naturelles.

Le mode d'emploi

Préparez un bain à température de 30 à 35 °C, avant de vous y installer. Faites progressivement couler l'eau chaude jusqu'à obtenir une température de 39 °C. Demeurez dans ce bain chaud de 5 à 20 minutes, mais pas plus. Lorsque vous commencez à transpirer au niveau du front, il est temps pour vous de sortir de l'eau. Allongez-vous ensuite sur votre lit, bien couvert, durant une quinzaine de minutes. Vous devez transpirer abondamment. N'hésitez pas à profiter de cet instant de détente pour écouter de la musique relaxante. Le naturopathe Daniel Kieffer recommande également de diffuser des huiles essentielles d'orange ou de mandarine (zestes) pour vous relaxer encore davantage lors de ce moment de bien-être.

Les précautions à prendre

Vous profiterez de ce bain une seule fois par semaine pour des raisons écologiques évidentes. Attention, les personnes souffrant de troubles cardiaques ou très affaiblies, les grands asthéniques, les hypotendus, les personnes sujettes aux varices, œdèmes et hémorroïdes aiguës, ainsi que les femmes enceintes s'abstiendront de prendre un bain chaud.

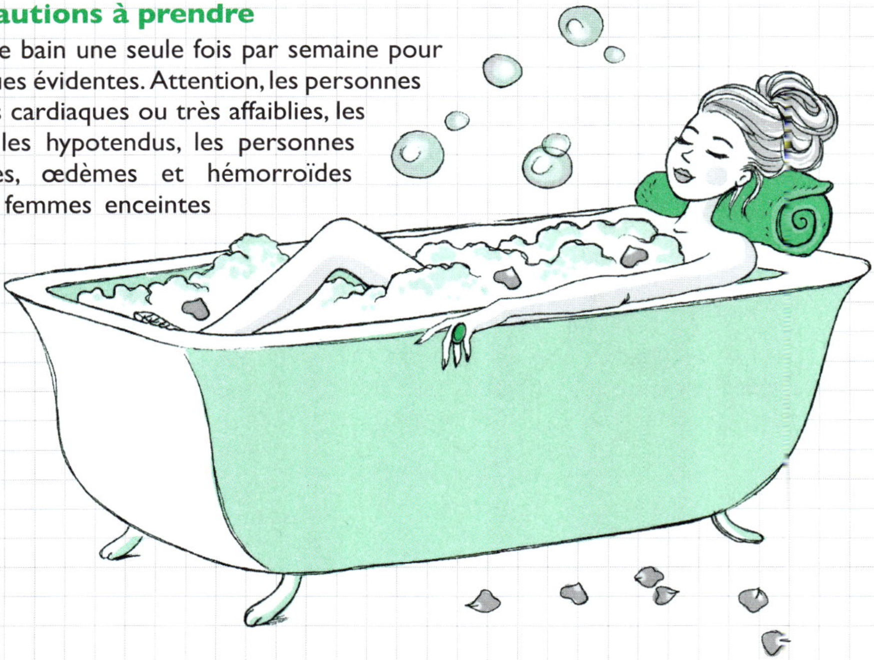

La bonne douche écossaise

Cette pratique, de grande stimulation générale, booste aussi la circulation sanguine !

Le mode d'emploi

On commence toujours une douche écossaise par de l'eau chaude ou tiède, afin d'éviter au corps un choc excessif, puis on termine par de l'eau froide. Entre-temps, vous pouvez alterner les températures chaud-froid (mais sans excès !).

Les précautions à prendre

Vous devez vous sentir revitalisé par une telle douche : si ce n'est pas le cas, vous manquez probablement de vitalité et il vaut mieux vous en passer, au moins pour le moment. Elle est déconseillée pour les personnes malades ou affaiblies. En hiver, vous éviterez aussi de l'utiliser lorsque vous vous sentirez vraiment fatigué.

La douche nasale avec un lota

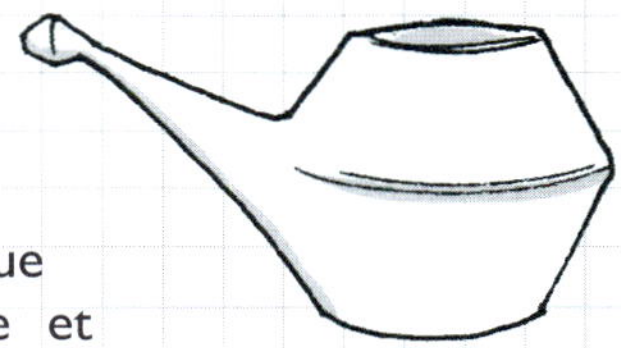

Le « lota » est un petit récipient qui ressemble à une théière et dont le bac s'ajuste à la taille des narines : on l'utilise en cas de rhume pour se nettoyer les fosses nasales, selon une pratique nommée *neti* en sanskrit, mais aussi de manière préventive et stimulante par voie réflexe.

Le mode d'emploi

Remplissez le lota avec de l'eau tiède légèrement salée (1 c. à c. rase de sel pour ¼ d'eau), puis faites couler l'eau dans une narine et laissez-la ressortir naturellement par l'autre. Respirez pendant ce temps par la bouche ouverte, penché au-dessus du lavabo. Utilisez une moitié du liquide pour chaque narine. Il est impératif de bien vous moucher ensuite, afin de laisser un minimum de liquide dans les sinus. Vous pouvez le pratiquer 2 fois par jour en cas de gros rhume.

Les précautions à prendre

Mieux vaut utiliser ce type de méthode en cure de quelques jours par semaine ou de quelques semaines par mois, plutôt que de le pratiquer non-stop, afin d'éviter l'accoutumance et de perdre en efficacité. Les personnes ayant tendance à saigner souvent du nez accompliront le lota tout en douceur afin d'éviter tout risque d'irritation.

Et si j'essayais l'hydrothérapie du côlon ?

Toutes les médecines traditionnelles considèrent le bon état de l'intestin comme responsable de notre santé. Les anciens thérapeutes avaient déjà recours à des méthodes d'irrigation du côlon en Grèce, à des douches rectales et des massages abdominaux en Inde, à des plantes régulatrices et vermifuges en Chine. La version moderne du lavement est devenue l'hydrothérapie du côlon.

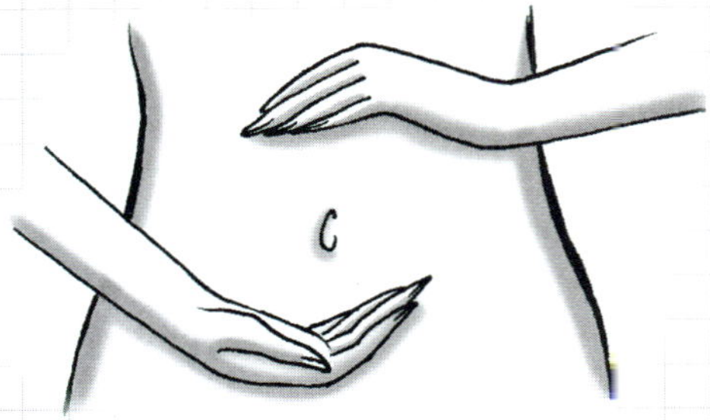

Le mode d'emploi

Il consiste à instiller de l'eau tiède salée dans le gros intestin, grâce à une double canule introduite dans le rectum permettant l'arrivée et l'évacuation de l'eau. Rien de pénible, au contraire, on est parfaitement détendu et, en fin de séance, on ressent une impression de légèreté et de bien-être. À la longue, cette pratique, réalisée par un professionnel à l'aide d'une machine spécifique, évite bien des petits maux du quotidien comme les ballonnements, les colites, la constipation et autres flatulences. Elle régularise le transit, entretient la « tuyauterie » et atténue la petite bedaine qui a tendance à s'installer au fil des années…

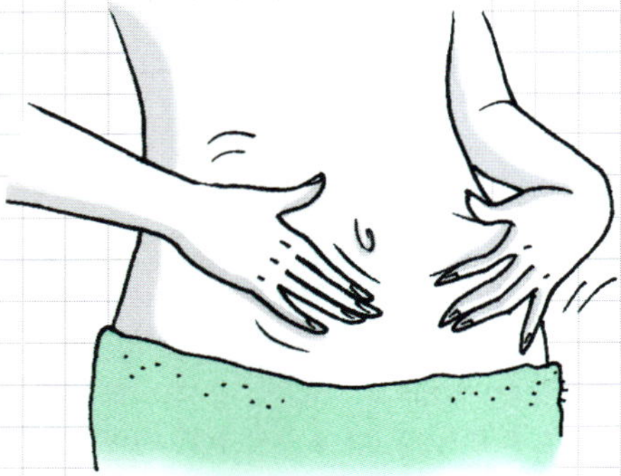

Les précautions à prendre

On n'en abuse pas non plus car, pratiquée trop souvent, l'hydrothérapie peut rendre les muscles du côlon paresseux. Enfin, les contre-indications sont évidentes, mais à respecter : hémorroïdes, tumeur de l'intestin, troubles cardiaques sévères, risque de perforation digestive, intervention récente du côlon, hypertension artérielle importante, psychoses ou névroses phobiques…

Thermalisme et thalasso

Les soins proposés sont à base d'eau thermale ou de mer (bains, douches, massages sous l'eau…) ou de boue (enveloppement, applications). Les établissements s'ouvrent de plus en plus à d'autres domaines tels que la diététique, l'esthétique, l'exercice physique ou la relaxation. Des cures détox y sont maintenant régulièrement proposées.

Les massages drainants et minceur

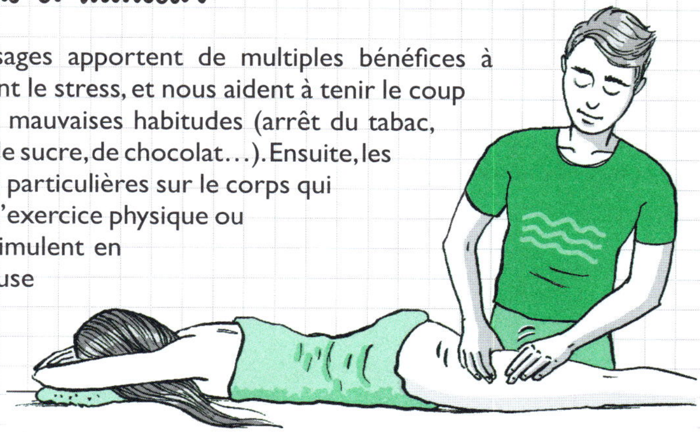

En matière de détox, les massages apportent de multiples bénéfices à l'organisme. D'abord, ils diminuent le stress, et nous aident à tenir le coup au moment où l'on modifie nos mauvaises habitudes (arrêt du tabac, diminution de la consommation de sucre, de chocolat…). Ensuite, les massages exercent des pressions particulières sur le corps qui peuvent avoir le même effet que l'exercice physique ou le brossage, c'est-à-dire qu'ils stimulent en profondeur la circulation veineuse et lymphatique. Ainsi optimisée, une meilleure circulation permet à la peau de collecter davantage de déchets et de les éliminer.

Le drainage lymphatique ou massage drainant pour désengorger les tissus

Il s'agit d'un massage superficiel à base d'effleurements, avec des techniques d'appuis doux, qui va drainer l'eau en excès dans le corps afin de l'éliminer et favoriser le nettoyage des déchets métaboliques. Chaque mouvement chasse les toxines et désengorge les tissus, stimule la circulation veineuse et lymphatique, relaxe… Le massage est lent et progressif – il faut une demi-heure de stimulation pour que le liquide lympathique épais et mou se mette en mouvement – mais le soin reste très efficace !
On compte une dizaine de séances à raison de deux par semaine. Dès le premier soin, on se sent plus léger, le teint s'éclaircit, et avec un peu de patience, on perd même un peu de cellulite !

La fasciathérapie pour dénouer les blocages

Parmi les techniques énergétiques et revitalisantes, la fasciathérapie doit son nom aux fascias qui recouvrent tous les muscles et organes du corps. Animés de micro-mouvements d'enroulement et de déroulement quand tout se passe bien, ces tissus de liaison se crispent et se nouent sous l'effet du stress, de dysfonctionnements digestifs ou circulatoires… Le fasciathérapeute cherche alors à détecter les blocages : il agit par pressions douces pour rétablir la mobilité des fascias. Cette technique manuelle stimule le nettoyage du corps, favorise la détox en remobilisant le bon fonctionnement du système digestif. Elle libère également les tensions, rééquilibre et stimule le potentiel énergétique.
Deux à trois séances suffisent en général à dénouer le stress et à optimiser le système digestif.

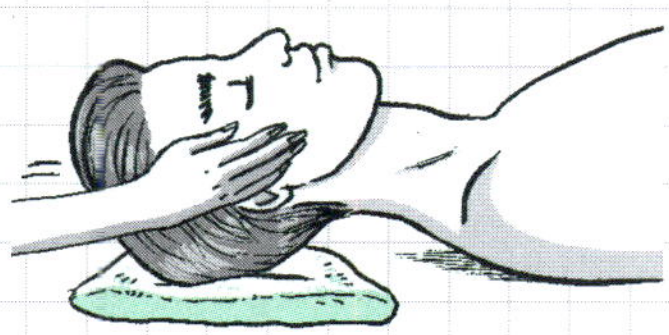

La réflexologie plantaire

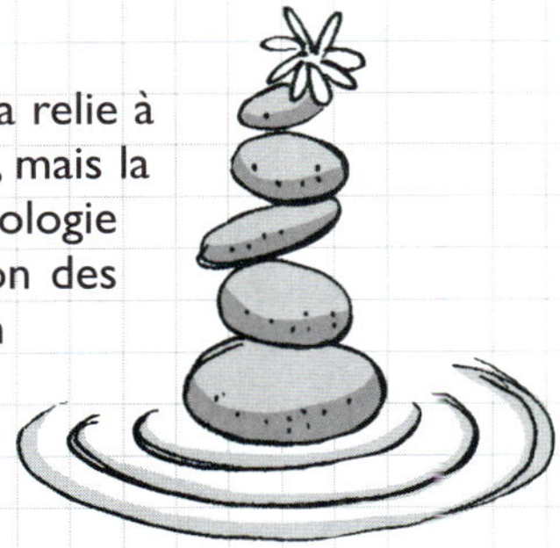

Une zone réflexe est un endroit de la peau où aboutit un nerf, qui la relie à un organe interne. Nous avons des zones réflexes sur tout le corps, mais la plante des pieds est la plus connue. Sa stimulation s'appelle la « réflexologie plantaire ». Grâce à son massage, on obtient une meilleure irrigation des zones correspondantes aux zones des pieds stimulées. Par ce moyen simple, efficace (mais pas toujours indolore car les tensions au niveau d'un organe vont générer une sensibilité de la zone réflexe correspondante), on arrive à stimuler le travail interne, en particulier celui des organes émonctoires.

À l'aide du pouce ou d'une phalange, on stimule les zones réflexes choisies. Ce mouvement de quelques minutes seulement se pratique au mieux quotidiennement et doit se faire sur les deux pieds. Lors de la cure détox, on stimulera les points correspondant au foie, à la vésicule biliaire, aux poumons, aux reins, au côlon, aux intestins et à la vessie.
Le massage peut durer de 1 à 5 minutes par point : il s'effectue tout en douceur, même si vous pouvez augmenter la pression progressivement.

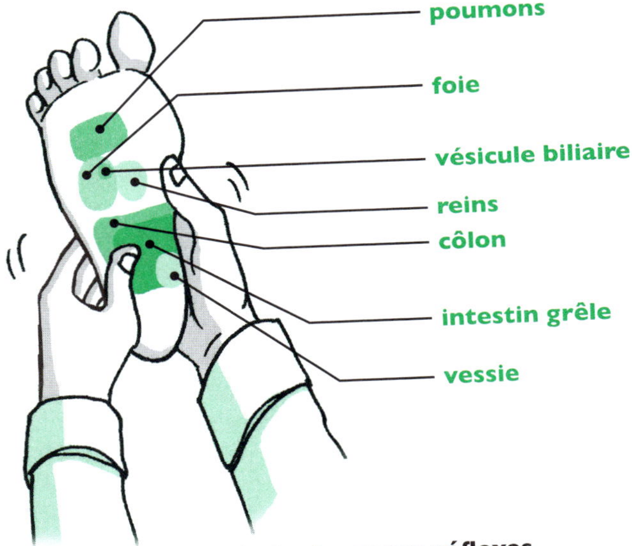

Les principales zones réflexes pour faciliter la détox

Mes solutions magiques antitoxines

Besoin d'un coup de pouce ? Envie d'aller plus loin dans votre détox et de découvrir de nouvelles solutions pour vous faire du bien ? À vous de jouer après avoir sélectionné celles que vous avez envie de tester…

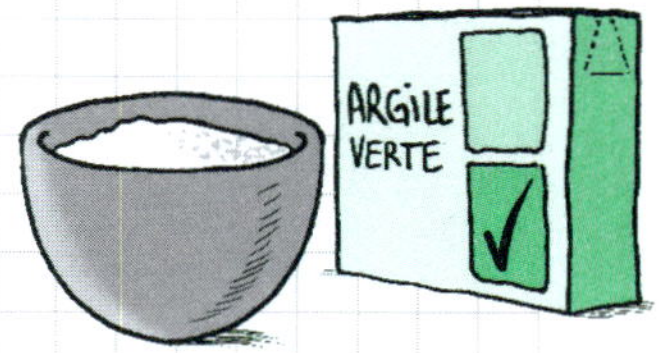

Les pouvoirs de l'argile

Vous savez déjà que vous pouvez boire le lait d'argile blanche (pour les intestins, voir p. 64). Vous pouvez aussi l'utiliser dans votre bain.
Mais, dans une détox, on se sert couramment de l'argile sous forme de cataplasme. Pourquoi ? L'argile a le pouvoir d'absorber d'autres substances, voire même de les pomper à travers des parois perméables. En appliquant régulièrement de l'argile sur certaines zones du corps, on finit par attirer les déchets organiques, même s'ils sont incrustés en profondeur : les organes profonds peuvent être décongestionnés, les articulations débloquées, les toxines évacuées.

Le bain de bentonite
Cette argile spécifique (on parle aussi d'argile « bentonitique ») a encore plus que les autres la capacité d'extraire les toxines de l'organisme pour les attirer dans l'eau. Car il semble que la plupart des toxines ont une charge positive, tandis que l'argile serait chargée négativement. Par conséquent, l'un attire l'autre. Vous verserez 1 à 3 tasses d'argile dans l'eau du bain, et y resterez au minimum 20 minutes avant de vous rincer.

En pratique

Vous pouvez acheter de l'argile déjà prête en tube, ou bien mélanger de l'argile sèche avec de l'eau. Le tout doit former une pâte lisse, suffisamment épaisse pour qu'elle ne coule pas une fois appliquée. Vous la mettrez à même la peau, sauf s'il y a une plaie ouverte ou si la zone est particulièrement velue (dans ce cas, vous mettrez une gaze protectrice pour le confort).
Avec une spatule en bois, appliquez l'argile sur la zone à traiter en veillant à ce que le cataplasme déborde de celle-ci. Les premiers cataplasmes feront un demi-centimètre d'épaisseur. Pour augmenter leur efficacité, vous pourrez ensuite les réaliser de plus en plus épais (jusqu'à 3 ou 4 cm d'épaisseur). Au bout d'un certain temps (30 minutes environ), le cataplasme d'argile se durcit et se détache quasiment d'une seule pièce. N'hésitez pas à le garder tant qu'il procure une sensation agréable. Une application peut durer jusqu'à 3 ou 4 heures, voire toute la nuit, si vous souhaitez agir sur un organe en profondeur. Le cataplasme sera alors suffisamment épais pour ne pas sécher trop rapidement…
Notez que l'on utilise le cataplasme d'argile généralement avec de l'eau froide (surtout lorsque l'organe concerné est enflammé, congestionné ou en cas de fièvre). Côté détox, on profitera des bienfaits d'un cataplasme d'argile (plutôt tiède ou chaud) placé au niveau du foie, afin de le soutenir et de le relaxer, ou sur la peau, pour enlever points noirs ou acné, voire au niveau des reins, en cas de fatigue et de tension.

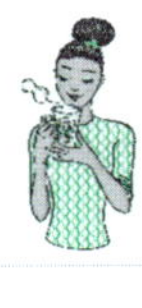

Le top 5 des huiles essentielles pour une totale détox

Certaines huiles essentielles peuvent soutenir votre corps dans son processus de détoxination, utilisées en bain, en massage ou en inhalation. Elles sont d'ailleurs reconnues depuis fort longtemps dans ce domaine.

Attention, les huiles recommandées ici ne conviennent pas aux femmes enceintes !

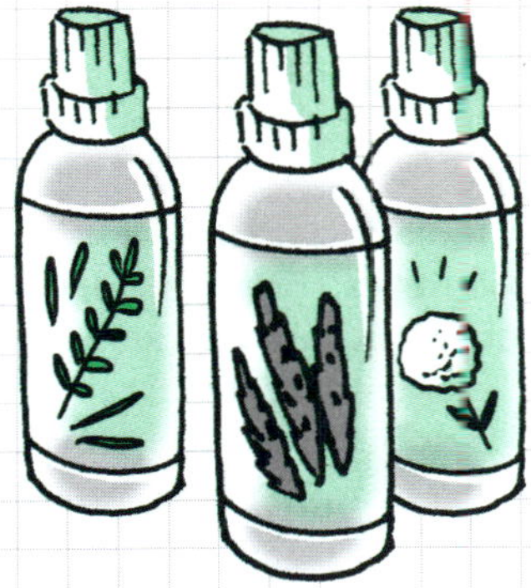

Le cyprès pour la circulation

L'huile essentielle de cyprès régule à merveille l'équilibre des fluides dans l'ensemble du corps ! Elle soutient les reins, lutte contre la rétention d'eau et booste la circulation sanguine.

Le pamplemousse pour l'énergie

Revigorante pour l'ensemble de l'organisme, l'huile essentielle de pamplemousse possède en outre une action spécifique stimulante sur le système lymphatique.

Le genièvre pour l'apaisement

Utilisée depuis toujours pour traiter les malades du foie, son huile essentielle soulage la sensation pénible ressentie après avoir trop mangé ou trop bu. Elle améliore aussi le fonctionnement des intestins et des reins.

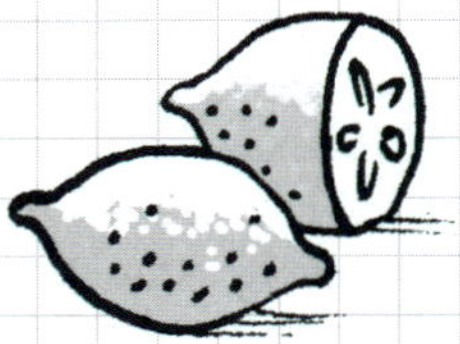

Le citron pour la purification

L'huile essentielle de citron calme les nausées, aide à lutter contre le surpoids, et renforce le fonctionnement des reins et du foie. Elle fluidifie aussi le sang et renforce notre immunité. Une huile d'autant plus incontournable qu'elle est très économique.

Le géranium pour la sérénité

Avec son parfum addictif et ses vertus antistress, c'est l'huile essentielle des femmes débordées de travail. Si c'est votre cas, gardez-en toujours une petite fiole sur vous, le simple fait de sentir son parfum vous aidera à retrouver vos idées et vos priorités. Mais ce n'est pas tout : elle stimule aussi le foie, les reins, le système lymphatique et la circulation sanguine…

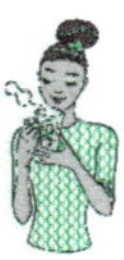

Comment utiliser les huiles essentielles spécial détox ?

Simplement, en bain

D'une manière générale, afin d'éviter le contact de l'huile essentielle pure avec la peau, on utilise ce que l'on appelle un « disper », c'est-à-dire un produit qui favorise la dispersion de l'essence en particules toutes fines dans l'eau du bain. Vous pouvez utiliser comme base votre gel douche, du shampooing ou du lait en poudre, ou encore acheter un disper en pharmacie. Mélangez 8 gouttes d'huile essentielle dans un petit récipient ou dans un bouchon, puis diluez le tout dans l'eau chaude.

Voluptueusement, en massage

Qu'il s'agisse de massage de l'ensemble du corps ou d'une zone spécifique (le foie, les reins, la plante des pieds…), les massages aromatiques (avec du citron et/ou du cyprès) permettent d'associer les vertus des huiles essentielles à celles du geste. Soyez néanmoins vigilant : la plupart des huiles essentielles ne peuvent être utilisées directement sur la peau, car elles sont potentiellement irritantes. Vous les mélangerez donc avec une huile végétale de massage, telle que l'huile d'amande douce ou de pépins de raisin. Comptez 12 gouttes d'huile essentielle pour 25 ml d'huile neutre.

Si vous avez la peau sensible, l'idéal est encore de tester le mélange au niveau du pli du coude pour vérifier que vous n'avez pas d'irritation.

Intensément, en inhalation

Nul besoin d'être enrhumé pour en profiter ! Mettez 8 à 10 gouttes d'huile essentielle de pin ou de sapin dans un bol d'eau chaude, puis penchez-vous au-dessus de l'eau (à 10 cm environ). La serviette sur la tête est en option ! Respirez lentement et profondément pendant 5 à 10 minutes.

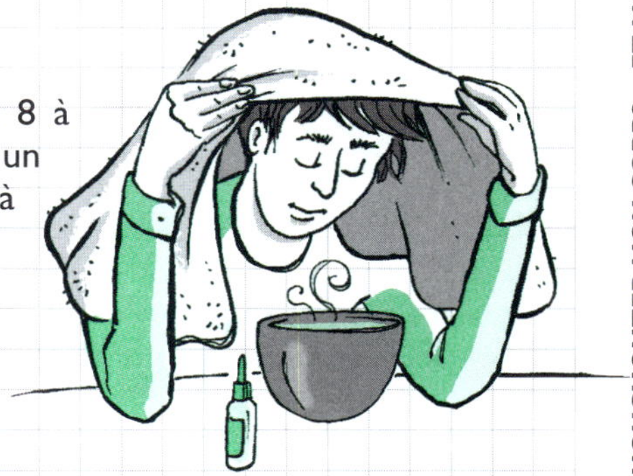

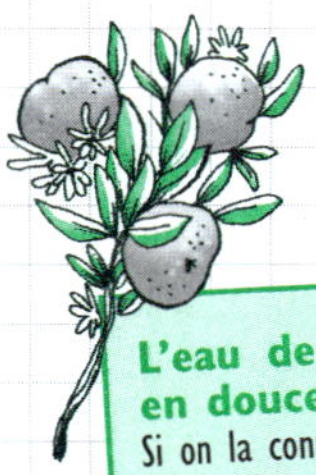

L'eau de fleur d'oranger pour une détox tout en douceur

Si on la connaît pour son usage en pâtisserie, elle possède également une action détox douce sur le foie. Son usage est simple : il suffit d'en diluer 1 c. à s. dans un verre d'eau tiède. Cela ressemble au café blanc des Libanais, le sucre en moins ! Et c'est délicieux… À boire à tout moment de la journée, en remplacement d'une tisane détox si cela vous tente.

Astuces et recettes détox à faire soi-même

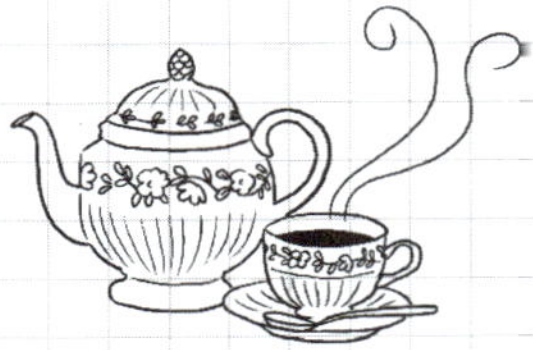

Bain vapeur purifiant au thé vert

Laissez infuser 2 minutes 1 c. à s. de thé vert dans un bol d'eau bouillante. Restez 6 à 8 minutes au-dessus du bol sous une serviette. Tamponnez votre visage avec un coton trempé dans le thé. L'effet « coup d'éclat » est indéniable, d'autant plus si vous avez le teint terne ou brouillé… N'hésitez pas à faire ce bain de vapeur 2 ou 3 fois par semaine. Les personnes ayant la peau sèche se contenteront d'une seule fois.

Bain peau douce

Mélangez dans l'eau tiède du bain 2 c. à s. de bicarbonate de soude et glissez-y un mi-bas rempli de son ou de flocons d'avoine. Restez une vingtaine de minutes dans le bain, pour un effet peau de velours !

Masque assainissant spécial peau fatiguée

Mélangez 1 jaune d'œuf bio et 2 c. à s. de jus d'orange frais. Appliquez sur le visage et laissez agir 10 minutes. Ce masque a un effet nourrissant et stimulant à la fois : il convient à toutes les peaux et s'utilise 1 fois par semaine.

Gommage miel-sucre tonifiant pour le visage

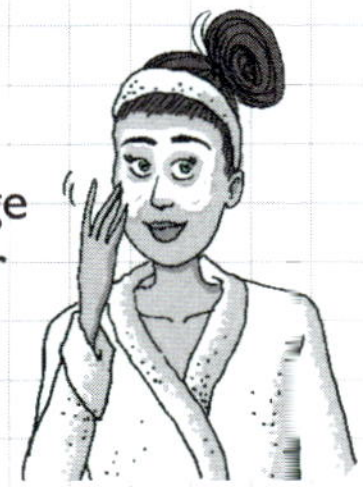

Mélangez 2 c. à c. de miel et 1 c. à c. de sucre : appliquez sur l'ensemble du visage et du cou, massez doucement en insistant sur les ailes du nez, puis laissez poser 10 minutes, avant de rincer à l'eau tiède. Ce gommage élimine les peaux mortes et stimule la régénération cellulaire, pour un visage éclatant.

Masque clarifiant au concombre pour les peaux mixtes à grasses

Mixez ½ concombre épluché avec 1 yaourt et laissez poser 15 minutes avant de rincer à l'eau tiède puis froide. Les vertus astringentes du concombre vont assainir votre peau, la nettoyer en profondeur et la réhydrater en quelques instants.

Lotion détox contre les petits boutons

Faites bouillir 10 clous de girofle dans un bol d'eau, avant de filtrer. Ajoutez ½ jus de citron vert ainsi que 5 c. à c. d'eau de rose dans le liquide refroidi. Utilisez en lotion lorsque la peau présente des imperfections, afin d'assécher puis d'éliminer celles-ci.

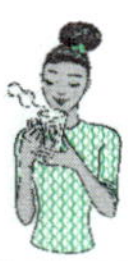

Je détoxifie aussi ma maison !

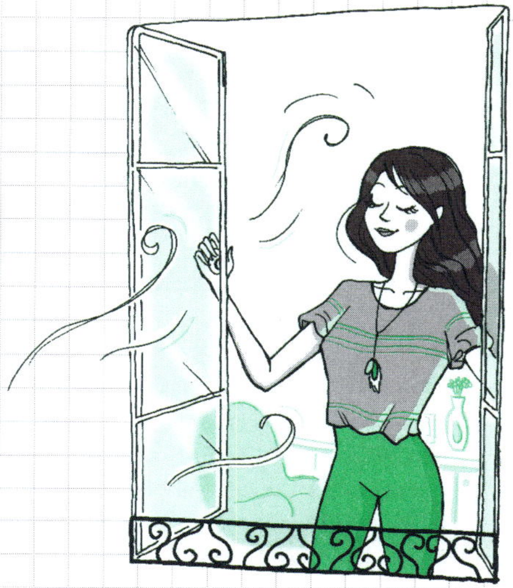

La pollution de l'air à l'intérieur de nos logis est de 9 à 10 fois supérieure à la pollution extérieure ! Or, nous passons près de 90 % de notre temps dans des lieux fermés, qu'il s'agisse de nos bureaux, des commerces, des transports… et surtout de notre maison. De nombreux pièges y sont cachés : substances chimiques, matériaux toxiques, fumée, acariens, ondes électromagnétiques… Au lieu de fuir au fond des bois, sachez qu'il existe des solutions permettant d'y remédier ! Petit tour d'horizon avant un retour aux sources bien mérité…

Étape 1 : Je fuis la fumée du tabac

Situation : C'est le principal polluant intérieur, avec des conséquences néfastes bien connues pour le fumeur comme pour ses proches (et en particulier les enfants). Fumer en ouvrant les fenêtres est une solution illusoire, la nicotine imprégnant tous les éléments de la pièce (tapis, rideaux, murs…). Des particules cancérogènes, les nitrosamines, seront ensuite émises en continu par ceux-ci, parfois pendant des semaines !

→ *Solution* : Parce qu'il n'est pas si facile de s'arrêter de fumer, mieux vaut aller en griller une à l'extérieur !

Étape 2 : Je choisis mes produits d'entretien et mes plantes détox

Situation : Les COV (ou Composés Organiques Volatils) sont de plus en plus nombreux et concentrés dans nos lieux de vie : on en dénombre une moyenne de 500 par habitation ! Les pathologies qu'ils peuvent entraîner sont variées : des simples maux de tête récurrents aux dysfonctionnements neurologiques, hormonaux ou immunitaires. Quant au formaldéhyde, c'est le polluant chimique dont le taux est le plus élevé dans les espaces clos. L'un comme l'autre sont présents dans les matériaux de construction, le mobilier, les objets usuels, les produits d'entretien, et même dans certains cosmétiques.

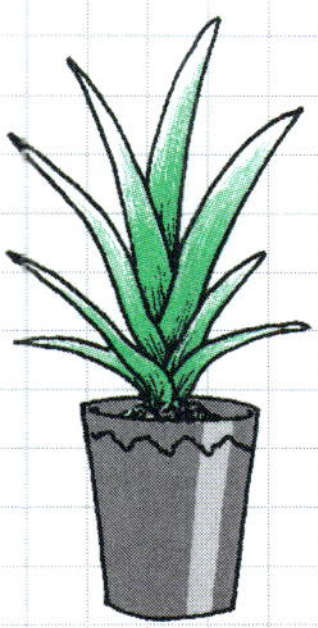

→ *Solution* : Il existe heureusement des moyens pour limiter leurs impacts sur notre santé. Vous réduirez les polluants en choisissant vos produits d'entretien, de décoration ou d'hygiène écolabellisés. Plus simplement, vous ouvrirez régulièrement les fenêtres (au moins 2 fois 20 minutes par jour) en créant un véritable courant d'air, et disposerez dans toutes les pièces des plantes protectrices.

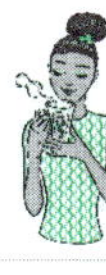

Les plantes détox sont mes amies !
Quelques plantes ont aujourd'hui fait leur preuve pour dépolluer nos intérieurs : on estime qu'il en faut une pour 10 m² pour une efficacité optimum (soit une par pièce). Le lierre, le gerbera, le ficus ou le palmier nain sont efficaces contre le formaldéhyde ; le chlorophytum, le dracaena ou le pothos (arum grimpant) sont très utiles contre le toluène et le monoxyde de carbone (dans les pièces avec une cuisinière ou un chauffe-eau, ou avec de la moquette ou des tapis) ; le cactus colonnaire agit contre les ondes électromagnétiques, on le posera donc à proximité des ordinateurs, téléviseurs ou téléphones.

Étape 3 : Je ventile ma maison !

Situation : Les ions positifs (mais néfastes pour la santé) sont issus des écrans de télévision ou d'ordinateur, des photocopieurs, des moquettes, des tissus synthétiques, sans parler du chauffage central et de la climatisation. Leur présence entraîne une diminution dans l'air des ions négatifs, ce qui favorise l'apparition de nombreux symptômes : fatigue nerveuse, stress, irritabilité, insomnie, mais aussi asthme et allergies. De quoi être encore plus anxieux !

Solution : Une ventilation quotidienne permet de les limiter ! Mais il peut être nécessaire, pour les personnes sensibles, d'acquérir une lampe de sel, ou mieux, un ionisateur d'air (lesquels apportent des ions négatifs, surnommés également les « vitamines de l'air »).

Étape 4 : Je nettoie tous les recoins de mon intérieur !

Situation : Les acariens font partie de ce que l'on appelle les « contaminants biologiques », tout comme les poils des animaux et les micro-organismes (telles les moisissures). Ils peuvent engendrer des pathologies respiratoires et/ou aggraver des allergies.

Solution : Entretenez bien votre maison, notez en particulier que certains aspirateurs sont munis d'un filtre répondant à la norme HEPA (Haute Efficacité pour les Particules Aériennes) qui débarrasse l'air à 95 % des particules de un micron, ainsi que des acariens et des pollens. Déchaussez-vous avant d'entrer chez vous, et pensez à exposer régulièrement votre literie au soleil, qui a un rôle assainissant et désinfectant.

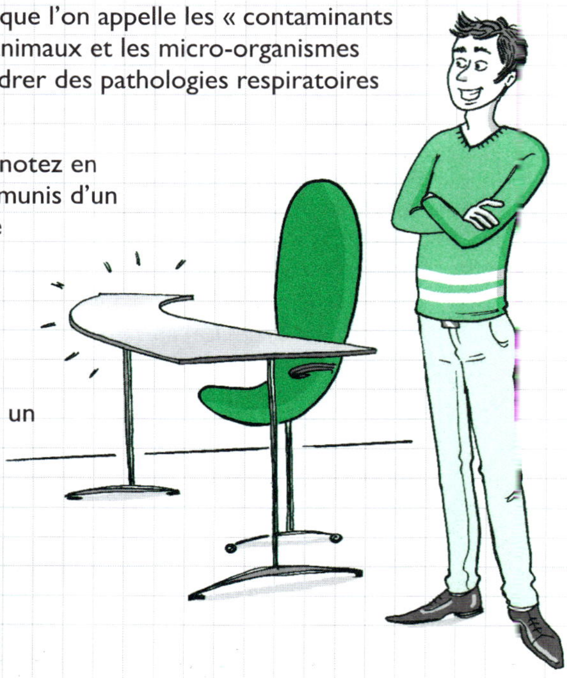

Étape 5 : Je limite le rayonnement des ondes électromagnétiques !

Situation : Les champs électromagnétiques n'ont pas fini de faire parler d'eux. Les appareils électroménagers, les réseaux de distribution électrique, les ampoules basse consommation, les équipements informatiques, sans oublier bien sûr les lignes électriques haute tension ou les antennes-relais en émettent tous à l'intérieur de nos maisons. Avec des effets plus ou moins discutés sur notre santé, notre système nerveux central en particulier.

Solution : Il n'existe pas de protection contre les champs magnétiques qui traversent allègrement toutes les matières. En revanche, pour limiter les champs électriques, vous pouvez installer chez vous un Biorupteur, un appareil mettant tout le circuit électrique hors tension. Dans tous les cas, ne dormez pas derrière une cloison contre laquelle sont disposés une télévision, une chaîne hi-fi, un réfrigérateur ou un ordinateur, certains appareils pouvant irradier sur plus de 15 mètres. Les chambres requièrent une attention particulière, car nous sommes 400 fois plus vulnérables à l'environnement électromagnétique allongé et endormi, que debout et actif. Pensez, lorsque vous allez vous coucher, à désactiver votre système Wi-Fi !

Les petits changements à envisager chez moi

Ce que je peux optimiser…

- Dans ma chambre à coucher : ....
- Dans mon salon : ....
- Dans ma cuisine : ....
- Dans ma salle de bains : ....

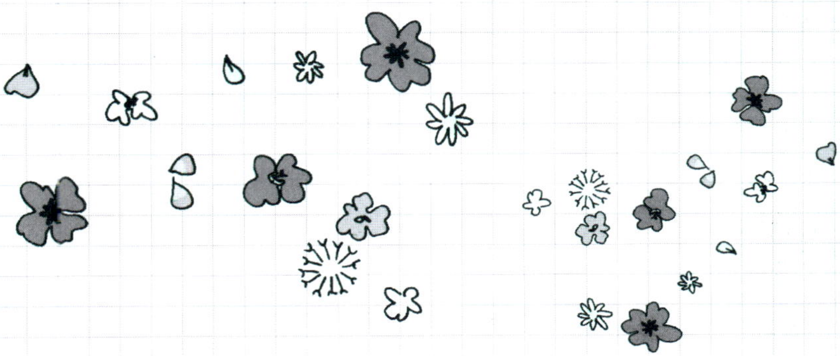

Chapitre 7

Je booste ma forme et mon mental !

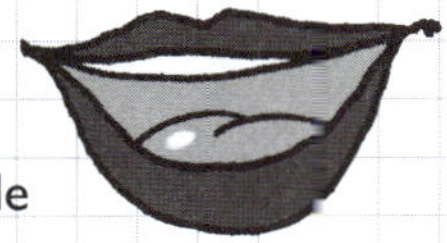

L'effort physique, à condition qu'il dure au-delà de 20 minutes, entraîne une combustion des réserves énergétiques stockées dans les tissus. Plus cet effort est long et intense, plus ces réserves vont diminuer, au grand bénéfice de notre silhouette ! Mais ce n'est pas tout : les déchets accumulés dans les tissus sont également éliminés. Pour bénéficier d'un maximum d'efficacité côté détox et minceur, il faudrait donc fournir un effort assez important, comme celui que l'on pratique dans le cyclisme ou le jogging. Mais ce genre de sport n'est pas toujours du goût ni des possibilités de chacun. La clé réside néanmoins dans le fait d'augmenter la pratique sportive sur de courtes périodes, pendant les vacances ou le week-end par exemple.

Le saviez-vous ? Il est préférable de faire de l'exercice tôt dans la journée : le sport en plein air booste l'énergie et la bonne humeur ! D'ailleurs, on respire dix fois plus d'air en faisant du sport *outdoor* qu'au repos. Choisissez donc un lieu adéquat pour votre pratique sportive : un parc, un jardin, une forêt, et surtout évitez les bords de route trop pollués…

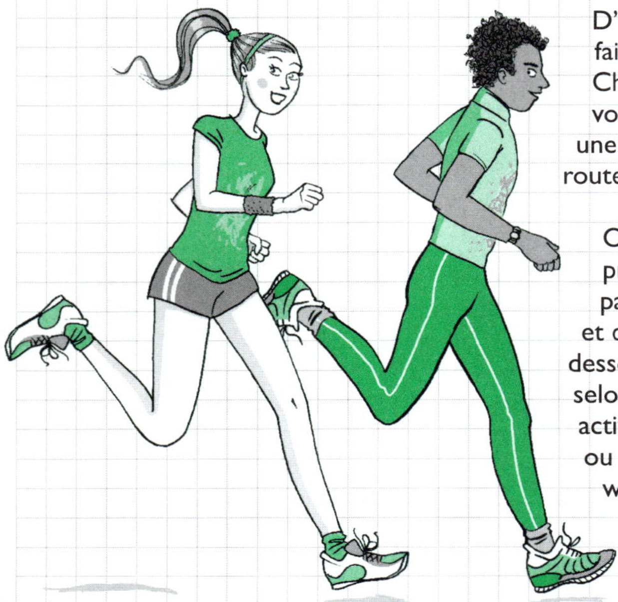

On estime aujourd'hui que l'on devrait pratiquer une activité physique trois fois par semaine environ, pendant une heure et demie. Dans tous les cas, si vous êtes en dessous de cet objectif, vous pouvez essayer, selon vos possibilités, d'augmenter vos activités sportives d'une manière générale, ou sur de courtes périodes, pendant les week-ends par exemple. Habituez-vous limiter l'usage de l'automobile ou de l'ascenseur, afin d'entretenir facilement votre silhouette lors de vos déplacements quotidiens.

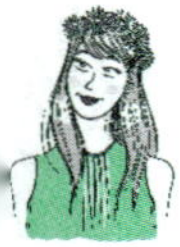

Respirez, soufflez !

Les yogis le savent depuis des millénaires, tandis que les scientifiques l'ont confirmé : pour la paix du corps et de l'esprit, il n'y a qu'à… respirer ! Or, si nous sommes biologiquement équipés pour une inspiration optimale, nous sommes aussi faits de pensées et d'affects qui peuvent entraver le rythme naturel de notre souffle. En effet, notre respiration est directement liée à nos émotions ! Dès que celles-ci nous perturbent, notre respiration se modifie. L'inverse est aussi vrai : bien respirer constitue le moyen le plus simple et le plus naturel d'apaiser nos émois.

Une bonne respiration agit directement sur notre santé : elle apporte de l'oxygène à l'organisme, régule le système cardio-vasculaire, abaisse notre tension artérielle, renforce nos défenses immunitaires et équilibre l'acidité sanguine. D'où l'intérêt de rééduquer ce système essentiel à notre vitalité, en pratiquant (sauf contre-indication concernant tous les problèmes pulmonaires), quelques minutes chaque jour, 9 fois de suite, l'un des exercices suivants.

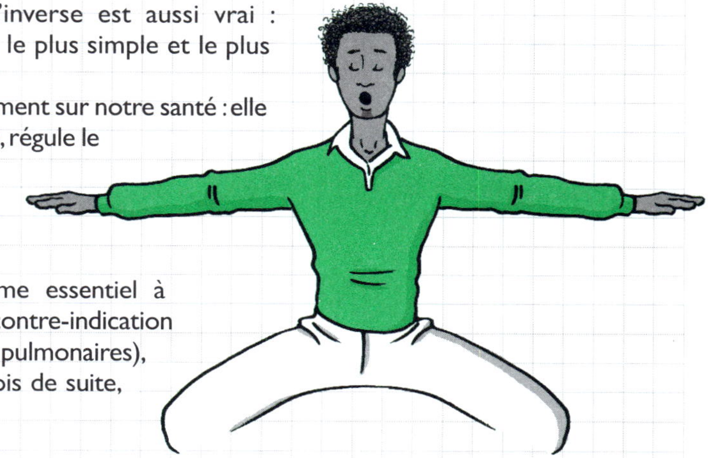

La respiration Ujjai pour faire le plein de sérénité

L'objectif ? Utilisée en yoga (en sanskrit, *ujjai* signifie « vaincre », « étirer »), cette respiration détend et oxygène le corps en profondeur, tout en apaisant le mental et en nous reconnectant à nous-même.

Comment faire ? Elle s'effectue par le nez en veillant à sentir l'air passer sur la glotte et en émettant un petit son de gorge (comme si l'air râpait le fond de la gorge pour faire comme un bruit légèrement guturral) – il faut bien se concentrer sur cette zone. L'inspiration et l'expiration sont lentes et profondes, le plus fluides possible. Moins simple qu'il n'y paraît, cet exercice nécessite une vraie concentration.

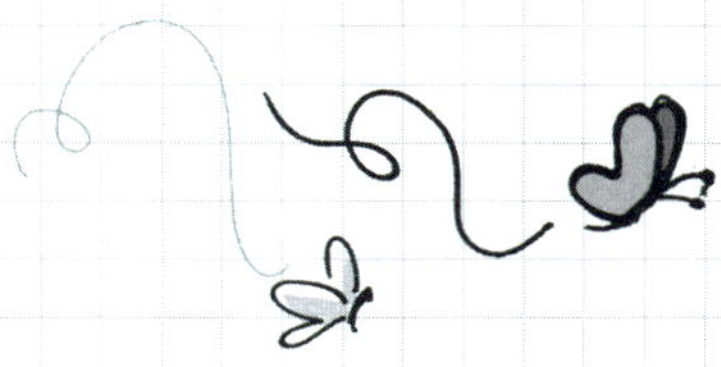

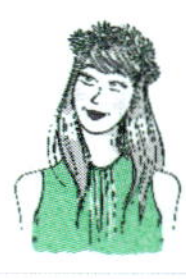

Une paille pour garder la maîtrise de soi

L'objectif ? L'utilisation d'une paille permet d'apprendre à bien distinguer la respiration par le nez de celle de la bouche – qui est loin d'être évidente pour tout le monde –, mais aussi d'augmenter ses capacités respiratoires et de bien contrôler son souffle pendant l'effort ou lorsque vous êtes soumis à une forte émotion.

Comment faire ? Prenez un verre d'eau et une paille, soufflez doucement dans la paille de façon aussi régulière que possible, puis respirez par le nez, sans lâcher la paille avec la bouche. Vous pouvez couvrir le verre avec vos mains et créer ainsi une résistance encore plus importante à votre souffle, ce qui vous fera travailler d'autant votre capacité respiratoire.

Il existe un appareil spécifique pour réaliser cet exercice, appelé « appareil de Plent », utilisé par les kinés dans les cas de rééducation respiratoire.

La respiration alternée pour apaiser les tensions

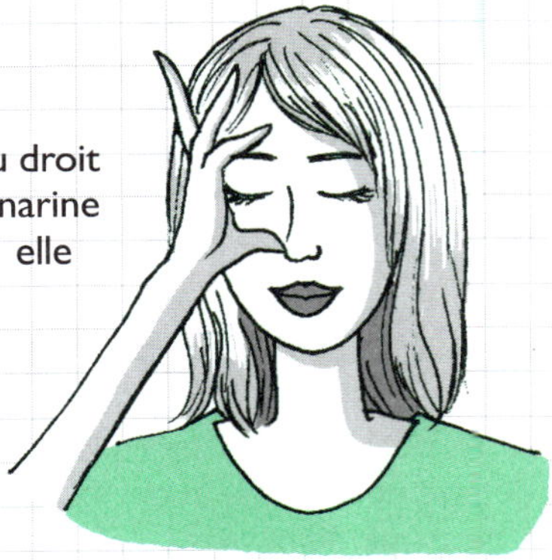

L'objectif ? Il s'agit d'équilibrer le fonctionnement du cerveau droit et du cerveau gauche en les apaisant symétriquement (chaque narine étant connectée à un hémisphère différent). Très relaxante, elle constitue également une parade de choix contre le stress !

Comment faire ? Inspirez par une narine en bouchant l'autre, puis expirez par la narine opposée. Recommencez à inspirer par la narine qui vient de vous servir à expirer, et ainsi de suite… On peut faire une dizaine de respirations, matin et soir, ou dès que l'on se sent stressé.

La respiration rénale pour doper son énergie

L'objectif ? Cette respiration rebooste l'organisme lorsqu'on se sent épuisé, car elle a pour particularité de donner un vrai coup de fouet !

Comment faire ? En position assise sur une chaise, penchez-vous en avant et placez vos mains au niveau des reins. Inspirez en contractant l'abdomen (pour empêcher le ventre de se gonfler et pouvoir sentir la dilatation au niveau rénal), puis soufflez. Recommencez à l'identique 5 ou 6 fois. Vous pratiquerez cette respiration énergisante plutôt en début de journée, mais également à tous les moments où vous vous sentez en baisse de forme.

Les meilleurs sports détox

Les occasions de bouger ne manquent pas, les bienfaits liés aux mouvements non plus : sudation, oxygénation, détoxification profonde, sollicitation des émonctoires, combustion des kilos en trop, relaxation, tonification… Il est largement temps de chausser les baskets et de vous lancer pour expérimenter…

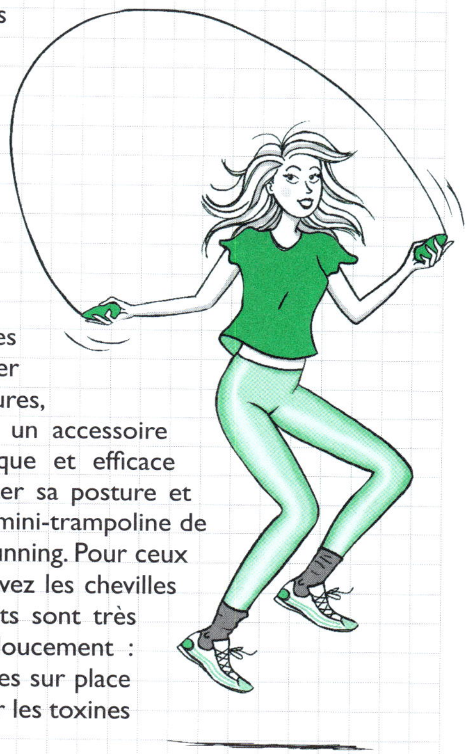

Le mini-trampoline fait rimer détox et vitalité

Avec lui, on s'envoie en l'air pour raffermir ses cuisses et améliorer son équilibre ! Pas question de chercher à sauter de plus en plus haut ni d'enchaîner les figures, le mini-trampoline avec ses 80 cm de diamètre est un accessoire de fitness. Mais on peut l'utiliser de manière ludique et efficace pour apprendre à contrôler ses mouvements, à ajuster sa posture et à contracter ses fessiers. On estime qu'une séance de mini-trampoline de 45 à 55 minutes équivaudrait à une bonne séance de running. Pour ceux qui s'y mettent seuls, attention quand même si vous avez les chevilles et les genoux fragiles, car les tendons et les ligaments sont très sollicités. Si vous êtes un sportif débutant, allez-y doucement : 10 minutes quotidiennes de petits rebonds et de foulées sur place seront suffisantes pour entretenir votre forme, solliciter les toxines en profondeur et booster votre vitalité !

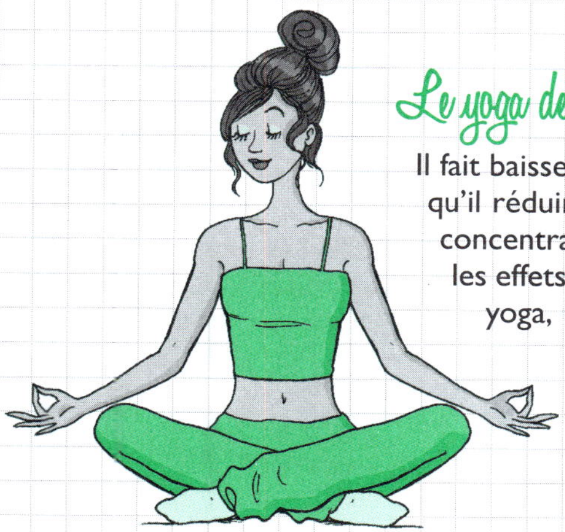

Le yoga désintoxique sur tous les plans

Il fait baisser la pression en 5 minutes chrono (les études montrent qu'il réduirait la tension artérielle en quelques instants !). En vous concentrant sur votre respiration, vous réduirez considérablement les effets du stress sur votre santé. S'il existe plusieurs formes de yoga, la plus répandue est le hatha-yoga. Dans tous les cas, l'accent est mis sur les postures (dont plusieurs ont une action de détoxication et de stimulation de la circulation veineuse et lymphatique), mais aussi sur la respiration et la concentration. Une vraie leçon d'équilibre physique et psychique !

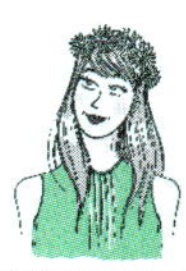

Le yoga détox

Pour vous détoxifier : on conseille la « salutation au soleil », la posture du chien renversé et, surtout, les torsions – ces postures qui compressent les organes de l'abdomen, et, par là même, stimulent la digestion et l'élimination.
Ultra-efficace, le « belly twist » est une posture simple à réaliser : en position de départ allongée sur le dos, les bras tendus sur le sol, les paumes collées à terre, basculez les jambes fléchies et le bassin vers la droite. Tournez le visage vers la gauche. Tenez le temps de 5 respirations profondes : l'expiration doit durer plus longtemps que l'inspiration. Changez de côté, puis refaites les mêmes mouvements 3 fois de chaque côté.

Pour stimuler votre foie : mettez-vous debout, les pieds d'abord parallèles. Puis écartez-les très largement, tout en gardant le dos bien droit. Fléchissez légèrement les jambes et arrondissez les bras en avant (comme si vous teniez un coussin). Descendez vers le sol, le dos toujours bien droit, sur un seul côté : la jambe droite se fléchit tandis que la gauche reste tendue. Gardez cette position 10 secondes environ. Faites la même chose du côté gauche. Pratiquez le mouvement au moins 3 fois de chaque côté.

La natation, un sport en apesanteur

C'est un sport complet qui sollicite l'ensemble des muscles du corps et qui développe notre endurance. La natation sollicite également de manière harmonieuse l'appareil respiratoire et pulmonaire, et permet aux articulations d'être déchargées du poids du corps qui est porté par l'eau. Apaisante, la pression de l'eau sur le corps réalise également un massage doux et agréable sur l'ensemble des tissus. Parfait lors d'une cure détox, ce sport énergise et détend à la fois, à condition de le pratiquer avec régularité, 2 ou 3 fois par semaine. La nage avec des palmes renforce la musculature du bas du corps et favorise l'élimination de la cellulite.

Le saut à la corde pour une stimulation optimum

Il mobilise également l'ensemble des muscles du corps, mais de manière plus tonique. C'est pourquoi on pratique le saut à la corde sur de courtes durées, par tranches de 2 ou 3 minutes sur une durée maximum de 15 minutes, pour les moins sportifs d'entre nous. Entre chaque série, des pauses de 20 secondes environ permettent de récupérer son souffle. Les plus entraînés pourront même ajouter des chevillères lestées (de 1 kg) afin d'accroître sensiblement la difficulté. Dépense d'énergie, perte de poids, entraînement cardio-vasculaire, stimulation intense des émonctoires : la discipline est bien plus physique qu'elle ne le laisse paraître !

Quinze minutes de corde à sauter auraient les mêmes effets sur la santé que 30 minutes de footing, 45 minutes de ski ou 1 heure de volley-ball !

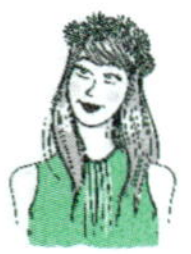

La marche à pied, bénéfique pour tous

Quel que soit son âge, son poids ou son niveau sportif, la marche reste accessible à tous (ou presque). Peu traumatisante pour l'organisme, on a peu de risque de subir des douleurs aux chevilles, aux genoux et aux hanches. Sans oublier que la marche améliore le système cardio-vasculaire et stimule le retour veineux, favorisant d'autant mieux un programme détox ! L'idéal est de marcher à un bon rythme au minimum 30 minutes par jour, durant toute la durée d'une cure détox.

Pourquoi étirer le muscle « psoas » est bon pour une détox ?

Ce muscle, qui va des vertèbres à la hanche, est surnommé le muscle « poubelle » parce qu'il a tendance à accumuler toutes les toxines qui circulent dans le tube digestif. Le psoas droit notamment se situe au niveau d'une « poche » où transite ce qui reste des aliments (une fois que les principaux nutriments ont été absorbés par l'organisme et qu'il n'y a presque plus que des toxines), avant de se déverser dans le gros intestin. Si on mange trop ou mal, le surplus de toxines va engorger ce muscle et le contracturer, au point qu'un excès de toxines peut aboutir à des maux de dos ! Pour y remédier, allongez-vous sur le bord d'une table, ramenez une jambe pliée sur le buste et laissez pendre l'autre en soufflant et en vous relâchant au maximum le plus longtemps possible.

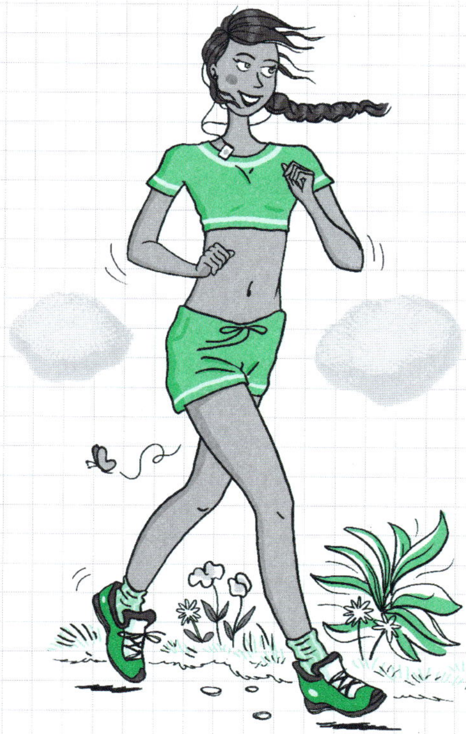

Je plonge dans le vert !

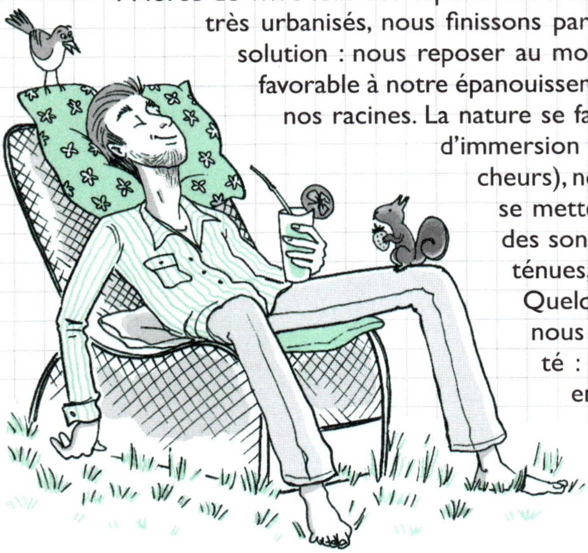

À force de vivre loin des espaces naturels, dans des appartements et des milieux très urbanisés, nous finissons par nous vider de notre énergie. La seule solution : nous reposer au moins ponctuellement dans un milieu plus favorable à notre épanouissement que les zones bétonnées, retrouver nos racines. La nature se fait alors guérisseuse ! En quelques jours d'immersion (trois jours environ selon certains chercheurs), nos sens atrophiés par notre mode de vie se mettent déjà à vibrer : nous pouvons capter des sons plus subtils, percevoir des odeurs plus ténues, jouir de la beauté qui nous entoure… Quelques jours de repos en plus et la nature nous permet de retrouver une meilleure santé : on sait par exemple qu'une immersion en montagne ou en forêt réduit la tension et active la production de globules rouges. On ne va pas s'en priver !

Un temps pour agir, un temps pour se poser… La nature nous invite aussi à reconsidérer notre rapport au temps. Elle nous incite à trouver un nouveau rythme pour notre vie en renouant par exemple avec les saisons. La nature peut ainsi favoriser notre stabilité intérieure (par le calme, la sérénité, le sentiment d'appartenance à un milieu naturel) et aiguiser notre conscience. Grâce à elle, notre vie revêt une intensité supplémentaire qui pourrait bien nous conduire vers davantage de sagesse et de joie.

Pour en profiter, essayez de mettre davantage de vert dans votre vie :

✔ Décorez votre maison avec des fleurs et des plantes vertes. Le fait de jardiner, même sur son balcon, est un facteur de santé.

✔ Contrairement à ce que l'on pourrait penser, cette nature providentielle ne serait pas moins bienfaisante en ville. Recherchez donc et profitez de l'existence des jardins urbains et autres « espaces verts ». Donnez rendez-vous à vos amis et collègues dans les parcs de votre quartier, et n'hésitez pas à déjeuner sur un banc public avec vue sur le gazon !

✔ Même une photo représentant un arbre, une forêt, ou un paysage sous une forme ou une autre serait bénéfique pour notre cerveau : n'hésitez pas à en décorer votre intérieur.

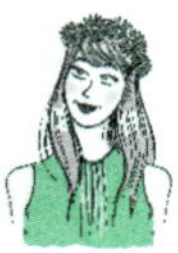

- ✔ Rendez souvent visite à votre famille ou vos amis à la campagne : un tel bain de nature contribuera à vous régénérer et vous détoxifier, en vous aidant à faire le plein de lumière et d'oxygène. Lors de telles échappées belles en milieu préservé, profitez au mieux de la richesse des couleurs, de l'harmonie des sonorités, de la richesse des parfums – terre mouillée, embruns, humus, arômes végétaux –, et du bonheur des échanges avec les autres…
- ✔ Profitez-en pour réaliser ce grand classique des exercices énergétiques chinois : il s'agit d'oser sympathiser avec un bel arbre, puissant et sain, au printemps notamment. Chêne, cèdre, séquoia, châtaignier ou grand frêne peuvent faire l'affaire, du moment qu'ils vous plaisent. Si plusieurs arbres de même taille se présentent, choisissez le plus droit. On se sent souvent attiré par un arbre en particulier. Lorsque vous l'avez trouvé, positionnez-vous face à l'arbre de dos comme de face, l'important étant juste de vous sentir en confiance. Posez vos paumes de main le long de son tronc, touchez sa rugosité, sentez sa force. Essayez de vous abandonner à ce que vous ressentez (il vaut mieux être un peu isolé pour réaliser un tel exercice). Restez le temps qu'il faut, et n'oubliez pas de le remercier lorsque vous partirez…

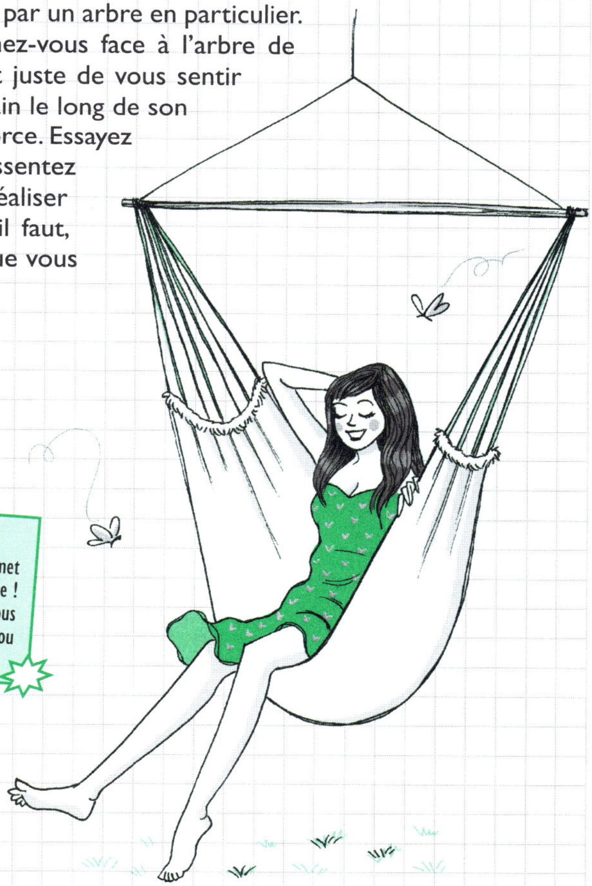

Profitez de la rosée !

Se promener, jouer, marcher, courir pieds nus dans la rosée, permet de recharger ses batteries de manière simple et authentique ! Attention à bien vous couvrir les premières fois, surtout si vous vous sentez fatiguéou si vous souffrez de refroidissement ou de rhumatismes.

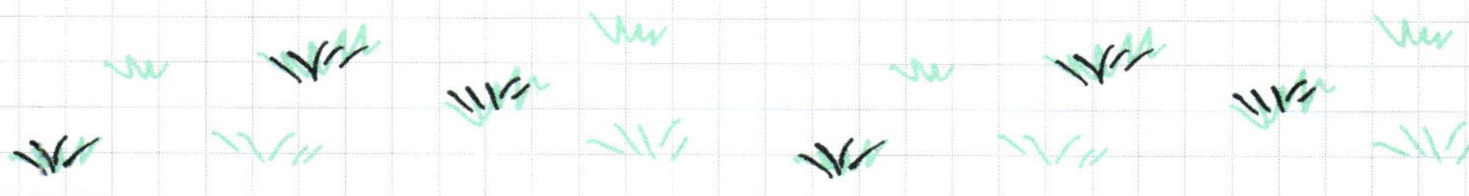

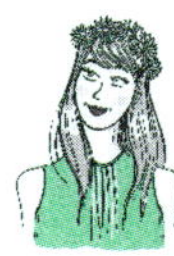

Je déconnecte… enfin !

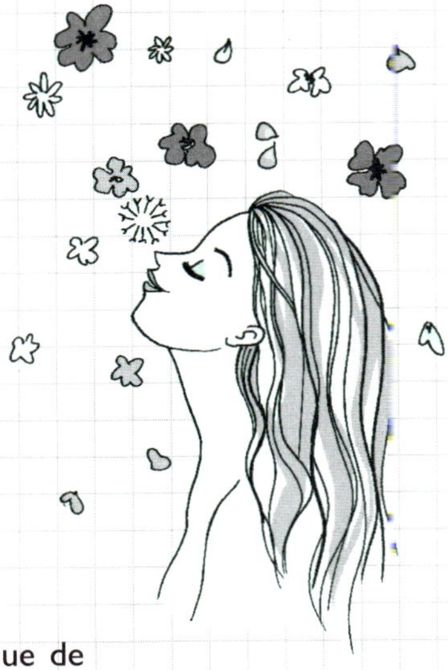

Si un minimum de stress a indéniablement des effets positifs sur notre façon d'agir et de réagir, un stress trop important et persistant peut nous empoisonner la vie (au sens littéral du terme d'ailleurs). D'où l'importance d'apprendre à se déconnecter ! Parmi les dix solutions suivantes, sélectionnez celles qui vous parlent le plus, puis expérimentez-les… Soyez à l'écoute de vous-même, connectez-vous à votre ressenti et enfin, amusez-vous ! Il s'agit, *in fine*, de vous faire du bien et de vous faire plaisir.

Je prends soin de mon sommeil

Parce que nous passons un tiers de notre vie à dormir et que de la qualité de nos nuits dépend aussi l'harmonie de nos journées, nous devons être vigilants sur notre sommeil et agir dès que celui-ci est menacé. Veillez en particulier à créer un environnement propice à votre repos : une chambre calme, pas trop chaude, sans appareil électronique ni télévision, avec une excellente literie. Consommez peu de protéines au dîner (celles-ci ont plutôt tendance à donner de l'énergie), en privilégiant les féculents ainsi que les aliments riches en tryptophane (amande, lait, banane…) qui favorisent l'alternance jour/nuit. Et si vraiment votre cerveau fait de la résistance, il sera toujours temps de vous tourner vers certaines plantes favorisant le sommeil (valériane, escholtzia ou aubépine)… Consultez un phytothérapeute ou un naturopathe afin d'adapter les posologies à votre cas.

Je pense positif

La « psychologie positive » est une approche révolutionnaire car elle s'intéresse à ce qui rend les gens heureux, et non à ce qui fait obstacle à leur bonheur ou à leur bien-être. Son objectif : développer notre capacité à aimer et à être aimé, à donner du sens à nos actions, à être responsable de ce que nous pouvons changer, à faire face à ce que nous ne pouvons pas éviter. Comment s'y prendre ? En notant dans un journal (au moins une fois par semaine) les événements les plus positifs que nous avons vécus et la façon dont nous y avons contribué. Après seulement six semaines, la satisfaction que nous procure notre vie s'améliore considérablement grâce à une reprogrammation de notre cerveau qui devient plus attentif à ce qui nous rend heureux.

Cette psychologie souligne également l'importance de notre connexion aux autres. Ce qui participe au bonheur, c'est d'être capable de s'engager – dans une relation, un travail, une communauté – et de contribuer au bien-être des autres. Alors, ne l'oublions pas : nous avons tous une aptitude naturelle au bonheur et, dans une large mesure, il nous revient de la laisser s'exprimer ou pas.

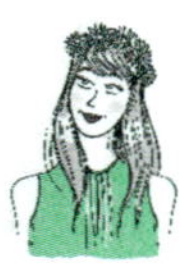

J'écris mon journal intime pour gérer mes émotions

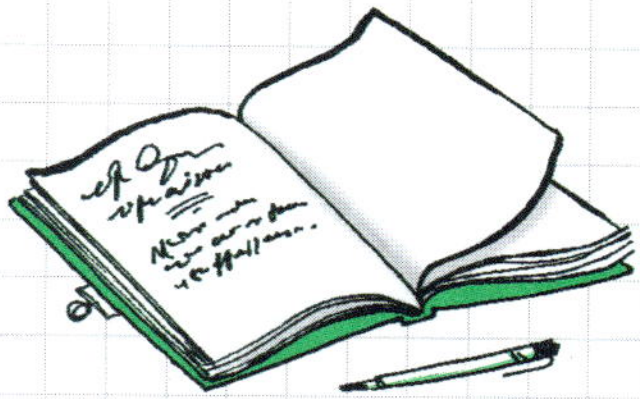

Dans la lignée de la psychologie positive, il est possible de consigner dans un journal les événements positifs de notre vie, mais aussi de libérer nos émotions les plus secrètes en les couchant sur le papier, afin de ne plus être parasité par elles dans notre quotidien. Le secret ? Lorsque vous vous sentez débordé par une situation et une émotion (peur, tristesse, colère), notez sur votre journal tout ce que vous ressentez, sans vous censurer, jusqu'à ce que vous vous en sentiez libéré.

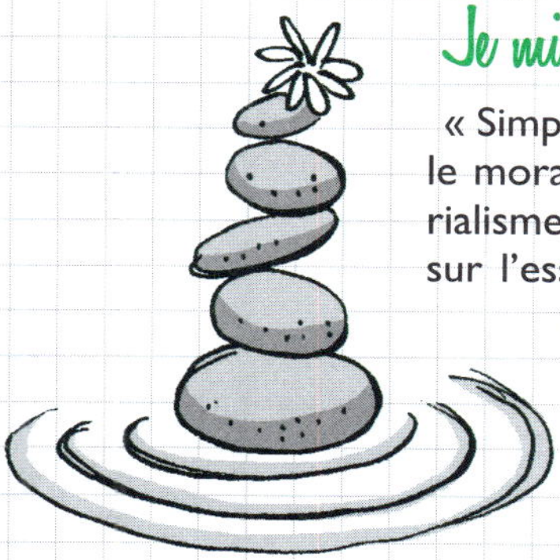

Je mise sur la simplicité

« Simplifiez, simplifiez, simplifiez… » répétait sagement, comme un écho, le moraliste américain Henry Thoreau. En ne succombant pas au matérialisme débridé, en limitant sa consommation, on peut se concentrer sur l'essentiel et ne pas passer sa vie à courir après de nouveaux objets. « Simplifier nos pensées, nos paroles et nos actes nous évite de sombrer dans la rumination mentale, le bavardage inutile et les vaines activités qui dévorent notre temps précieux et conduisent à une succession de situations dysfonctionnelles. Avoir l'esprit simple n'est pas être simple d'esprit. La simplicité s'accompagne de lucidité, de liberté intérieure, de force d'âme et d'un contentement de bon aloi qui résiste avec légèreté aux aléas de l'existence », s'enthousiasme le moine bouddhiste Matthieu Ricard. Et si le secret était de faire preuve de sobriété, et profiter de ce que l'on a et de qui l'on est ?

Je respire détox

Un respiration simple et efficace : dans un premier temps, visualisez l'organe à nettoyer. À l'inspir, concentrez-vous sur les impuretés ; à l'expir, imaginez que vous vous en débarrassez par les mains (pour le haut) et par les pieds (pour le bas). Puis imaginez que ces impuretés s'en vont vers la terre ou qu'elles sont purifiées par la flamme d'une bougie, dans un verre d'eau…

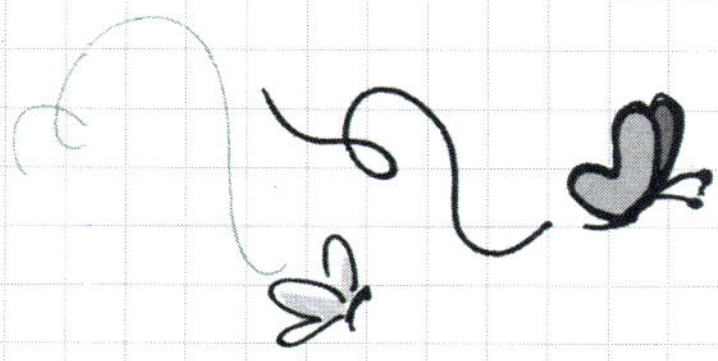

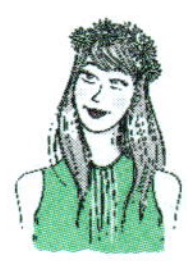

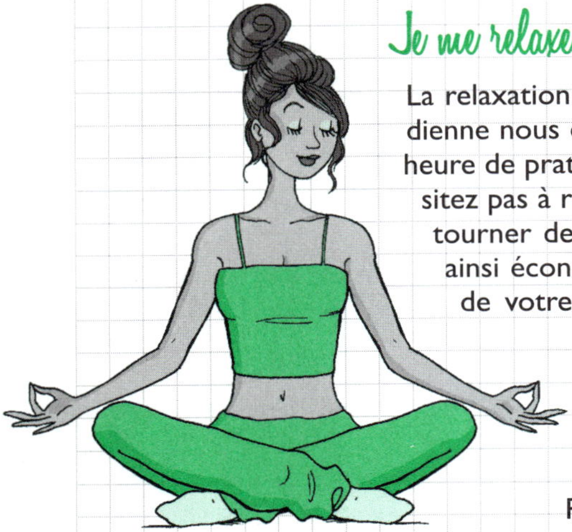

Je me relaxe

La relaxation nous recentre, là où les sollicitations de la vie quotidienne nous déséquilibrent et nous épuisent. Sachant qu'une demi-heure de pratique méditative équivaut à 3 heures de sommeil, n'hésitez pas à recentrer vos sens loin du monde extérieur pour vous tourner de temps à autre vers votre monde intérieur. L'énergie ainsi économisée est mise au service du fonctionnement global de votre corps, d'une meilleure oxygénation cellulaire, d'une optimisation de la conscience de votre schéma corporel… Parallèlement, vos fonctions cardiaques et respiratoires sont ralenties, votre sommeil et votre mémoire s'améliorent… La relaxation fait donc partie des pratiques détox incontournables. Plus on l'exerce, plus elle devient facile et efficace.

Je me débranche

Nous sommes un peu comme des téléphones portables en état de veille permanente : nous consommons une énergie considérable dans un état constant de vigilance. Les principaux responsables ? Les multiples appareils électroniques qui nous suivent à la trace et nous permettent de communiquer constamment avec le monde entier. Pratiques sans aucun doute, mais également épuisants. Il ne reste donc plus qu'à faire des cures de silence (électronique), où l'on éteint tous ces gadgets et où l'on communique avec les autres dans la vraie vie…

Je consulte un thérapeute du bien-être

Il peut être parfois nécessaire de mettre de l'ordre dans nos idées reçues, nos émotions contenues, nos comportements répétitifs… Un thérapeute peut nous épauler. N'hésitez donc pas à en consulter plusieurs avant de faire votre choix. Sophrologue, relaxologue, praticien d'hypnose ericksonienne… nombreux sont les professionnels susceptibles de vous aider à vous déconnecter.

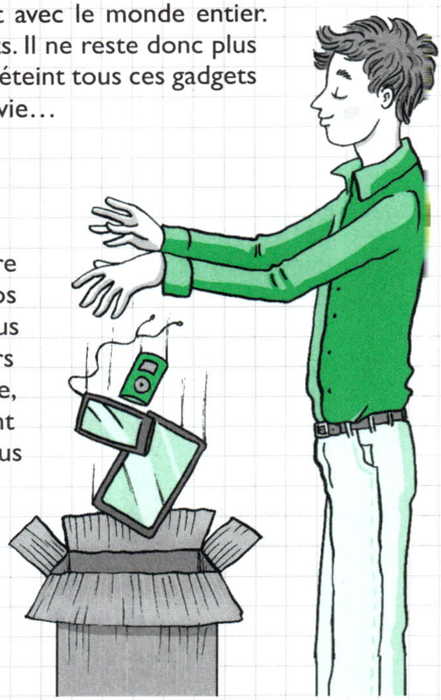

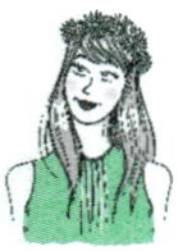

Je note mes objectifs à atteindre par ordre de priorité !

Apprendre à chouchouter et à sortir de la course permanente constitue une priorité pour qui souhaite aller mieux. Choisissez vos moyens préférés pour y parvenir à votre manière…

- ☐ Je prends l'habitude de faire une pause dans la journée afin de me recentrer.
- ☐ Je m'inscris à un cours de Pilates ou de yoga en bas de chez moi.
- ☐ Je veille à équilibrer mon temps de travail et mon temps de repos.
- ☐ Je fais la liste de tout ce qui me stresse et je cherche des solutions pour y remédier.
- ☐ J'initie la « journée sans portable » dans ma famille !
- ☐ Une fois par semaine, je me couche avant 22 h 30.
- ☐ Je vide ma cave, mes placards, mon grenier… Bref, j'allège ma vie et je m'en réjouis !
- ☐ Je fais un stage de développement personnel pour apprendre à mieux me connaître, qu'il s'agisse de méditation, de yoga, de créativité ou de connaissance de soi…
- ☐ Le soir, au dîner, nous partageons en famille les événements positifs de notre journée.
- ☐ Je prends le temps de célébrer la réussite de certains de mes objectifs, avant de m'en fixer de nouveaux !
- ☐ J'expérimente quelque chose d'inédit tous les mois.
- ☐ Je partage mes progrès avec mes amis.
- ☐ J'apprends à finaliser mes projets, et en particulier je vais au bout de ma cure détox.

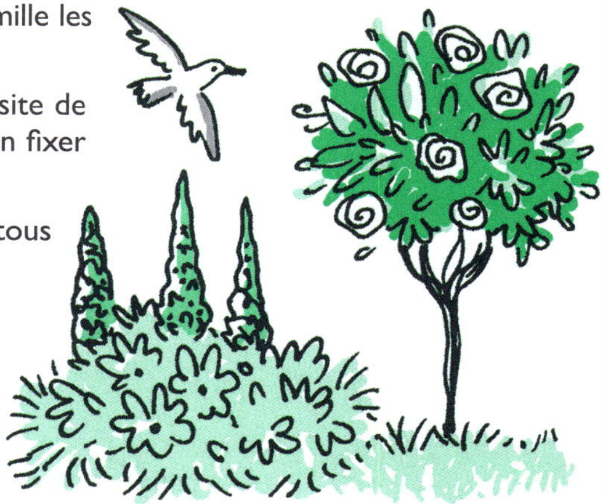

Conclusion : Il y a une vie après la détox !

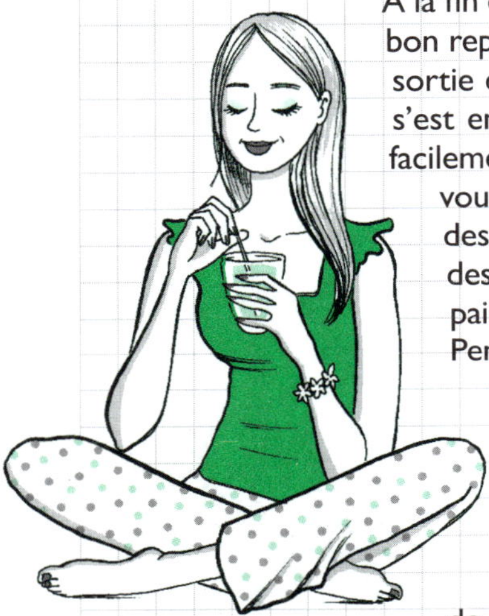

À la fin de la cure, vous aurez peut-être envie de sortir et de vous offrir un bon repas pour vous récompenser des efforts réalisés. Alors attention : la sortie de cure est un moment aussi important que le début. Votre corps s'est en effet habitué à consommer des aliments de qualité, qu'il digère facilement et rapidement. Il risque d'être complètement déboussolé si vous vous mettez à manger du jour au lendemain des plats en sauce ou des sucreries ! Avant de vous précipiter, faites éventuellement la liste des aliments qui vous ont vraiment manqué. Les plus courants sont le pain, le fromage, le café, le vin, les petits gâteaux ou la viande rouge. Pensez donc à les réintroduire en douceur dans vos menus, de façon à contrôler au mieux les réactions de votre corps. Ainsi, si vous ressentez la moindre sensation désagréable ou un problème digestif, vous n'en consommerez qu'en petites quantités sur une longue période, afin de vous y réhabituer… En limitant votre consommation d'aliments trop gras, trop sucrés ou trop riches en gluten, vous pourrez prolonger considérablement les bienfaits de votre désintoxication…

Il est vrai que vous devez vous sentir dorénavant nettement mieux dans votre peau ! Le corps et l'esprit plus légers, vous avez le sentiment d'avoir davantage d'acuité et de joie de vivre au quotidien. Votre peau est plus lumineuse, votre vitalité a augmenté et vous vous sentez moins stressé. Vous avancez avec sérénité dans l'existence, plein d'énergie et d'envie !

Et maintenant, comment je me sens ?

Notez, sur une échelle de 1 (faux) à 5 (absolument vrai), les propositions suivantes :

Je me réveille tous les matins du bon pied.

1 ⟶ 5

Les gens me demandent régulièrement si je suis amoureux.

1 ⟶ 5

Je me sens d'attaque pour gérer les challenges de mon quotidien.

1 ⟶ 5

Je me suis mis au sport et je ne pourrais plus m'en passer.

1 ⟶ 5

Je prends du temps pour moi et cela me plaît !

1 ⟶ 5

Je n'ai plus besoin de consommer d'excitant pour avoir la pêche.

1 ⟶ 5

J'ai un sommeil de plomb.

1 ⟶ 5

J'ai une peau de bébé.

1 ⟶ 5

Je me sens déjà prêt pour un programme détox au prochain changement de saison !

1 ⟶ 5

Décryptage

Vous avez de 30 à 45 points : *Bravo !*

Parce que vous avez su vous impliquer pour vous-même, vous récoltez dorénavant les fruits de vos efforts. Et quels résultats ! Vous vous sentez en pleine forme, comme rajeuni, et vous savez que vous ne reviendrez pas en arrière dans de nombreux domaines : le sport fait dorénavant partie de votre quotidien, tout comme une alimentation saine et la présence de temps réguliers de repos. Vous avez l'impression de vous être retrouvéet vous n'avez pas (ou plus) l'intention de vous perdre…

De 15 à 30 points : *Pas de doute, vous sentez déjà une vraie différence dans votre vie*

Et si vous étiez un peu dubitatif au début, vous savez dorénavant que les cures détox, ça marche ! La prochaine fois, vous pourrez donc aller un peu plus loin et vous expérimenterez peut-être une vraie monodiète de quelques jours, un massage original ou pourrez envisager de tenir votre journal de détox afin de voir comment optimiser vos résultats.

De 0 à 15 points : *Vous n'êtes pas vraiment en super forme…*

C'est à se demander si vous avez bien respecté les règles du jeu d'une vraie détox. De concession en compromis, il est fort probable que vous soyez resté dans votre zone de confort, sans résultat vraiment notable à l'arrivée. La prochaine fois, il sera plus profitable pour vous de réaliser votre cure accompagné d'un thérapeute. Rendez-vous dans un centre de bien-être où vous serez encadré et bénéficierez du soutien des autres curistes !

En conclusion…

Une cure détox n'est pas un programme comme un autre : il s'agit d'une parenthèse de bien-être qui permet à la fois de nous chouchouter et de nous épanouir. Elle nous aide à éliminer ce qui nous encombre, voire même qui nous empoisonne. Elle nous permet d'alléger et d'illuminer notre vie. Pour notre plus grand bonheur !

Carnet d'adresses

Pousse-pousse : à la fois restaurant, boutique et bar à jus, ce lieu est sans aucun doute le pionnier parisien de l'alimentation vivante. Une des adresses incontournables de la détox (5-7, rue Notre-Dame-de-Lorette, 75009 Paris, www.poussepousse.eu).

La Pensée sauvage : un centre magique dans le Vercors pour faire une cure détox ou un jeûne. L'équipe de professionnels encadrée par Thomas Uhl assure un accompagnement d'une qualité indiscutable et d'une grande sécurité.

Sol Semilla : ce resto-boutique propose des super aliments d'une qualité impressionnante. Guarana, cacao, maca, klamath… on en devient addict ! On peut les commander par correspondance ou les acheter sur place, et on peut aussi goûter dans leur cantine parisienne de délicieux plats végétaliens (23, rue des Vinaigriers, 75010 Paris, www.sol-semilla.fr).

Détox Delight livre des cures détox à domicile. La fraîcheur des produits est au top et le concept, bien qu'onéreux, vraiment qualitatif et délicieux. Plusieurs niveaux de cure détox sont proposés, plus ou moins intenses (à Paris et dans plusieurs grandes villes d'Europe : https://detox-delight.fr/fr/frankreich).

Chico Shigeta ne se contente pas d'être la masseuse des stars, elle est également l'auteur d'une cure détox très glamour, associant massage, plantes et respiration consciente (www.shigeta.fr).

Célèbre aux États-Unis, le **Dr Junger** propose un programme détox de 21 jours plébiscité par des stars comme Gwyneth Paltrow ou Rachel Roy. Vous trouverez sur son site des recettes, des livres, des produits (www.cleanprogram.com).

Parce que le sauna est incontournable dans une bonne détox, le **Centre Tout Naturellement** fait partie des adresses indispensables pour ceux qui souhaitent se faire du bien : deux saunas, des massages drainants épatants, un restaurant végan, le tout dans un lieu lumineux et impeccable (83 bis, rue La Fayette, 75009 Paris, www.lecentrenaturo.com).

Bibliographie

Traitement des maladies par les légumes, les fruits et les céréales, Jean Valnet, éditions Maloine.

Les Incroyables Vertus de l'ortie, Alessandra Moro Buronzo, éditions Jouvence.

Manuel de détoxication, Christopher Vasey, éditions Jouvence.

La Naturopathie au quotidien, Daniel Kieffer, éditions Jouvence.

Cures naturopathiques pour drainer le corps et l'esprit, Daniel Kieffer, éditions Grancher.

Remerciements

Merci à mes maîtres (et amis), Daniel Kieffer et Mila Buchmann, pour leur enseignement, leur soutien et cet enthousiasme qu'ils ont su me transmettre pour la vie « naturopathique ».

Merci à ma famille pour son amour inconditionnel, et en particulier à mon fils Victor qui a testé un grand nombre de jus, smoothies et autres plats détox sans se plaindre…

Merci à mes amis, Nathalie, Victoire, Sylvie, Charlotte, Fred, Félicie, Violaine, Isabelle, Claude, Patricia, Olivier, Aude, Françoise, Arnaud, Marie, Arouna, Murielle, Pascale, Jacques, Nicole, Leila, Erik, Bénédicte, Anna, David et les autres, pour leur soutien sans faille, leur présence lumineuse, et leur joie. Quel bonheur de partager ma route avec de si belles personnes !

Merci enfin à Juliette Collonge, directrice de collection, qui m'a « drivée » au cours de cette aventure, faisant preuve d'une patience et d'une gentillesse impressionnantes…

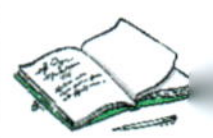

Découvrez tous nos cahiers pratiques et notre catalogue sur :
www.solar.fr

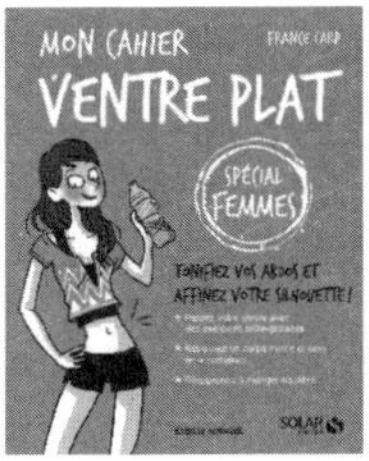

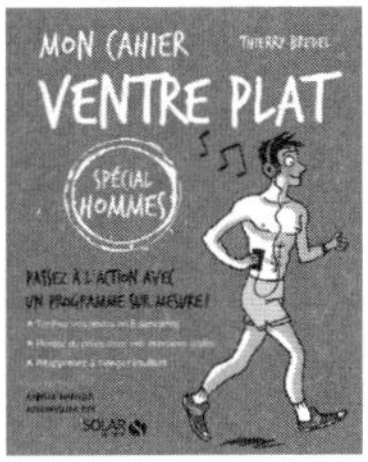

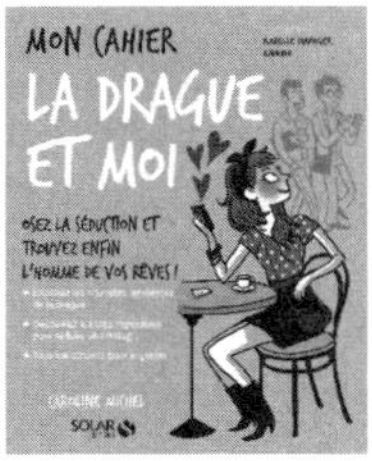

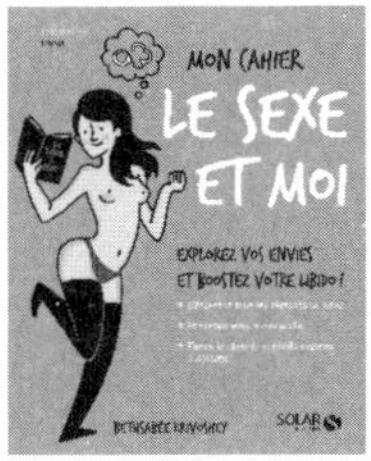

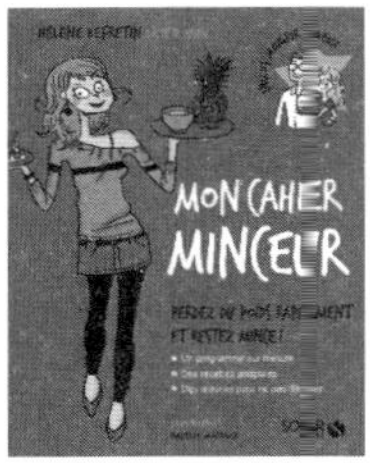

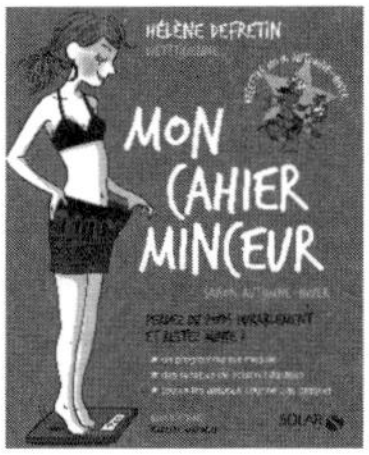

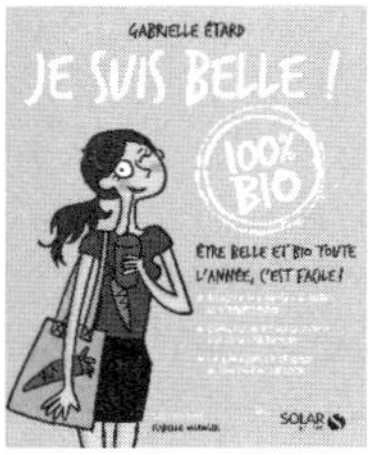

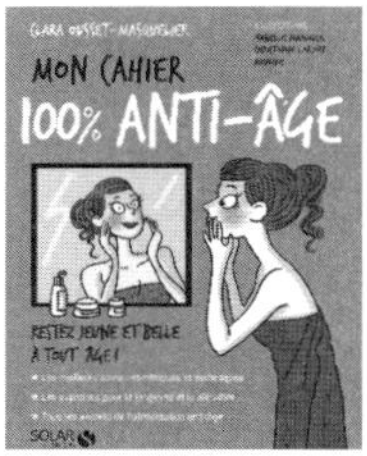

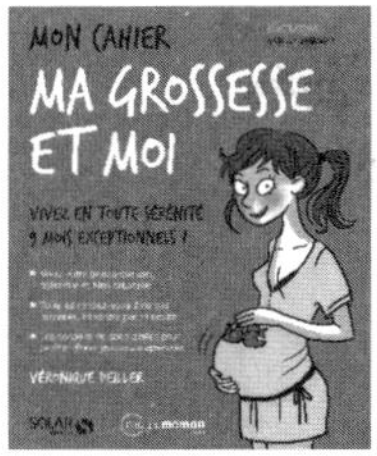

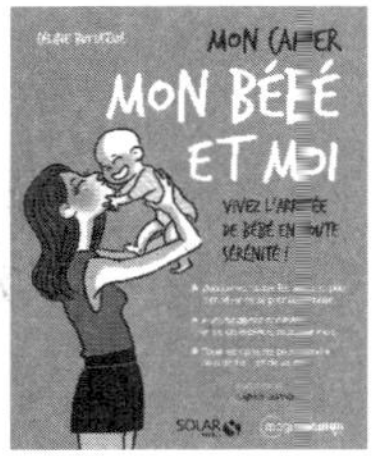

Direction éditoriale
Corinne Cesano

Direction de collection
Juliette Collonge

Édition
Diane Monserat

Mise en pages
Nord Compo

Fabrication
Laurence Duboscq

ISBN : 978-2-263-06686-3
Code éditeur : S06686
Dépôt légal : janvier 2015
Imprimé en France par Laballery

Solar | un département place des éditeurs